FSC
www.fsc.org
MIX
Papier aus verantwortungsvollen Quellen
Paper from responsible sources
FSC® C105338

Friedbert Becker

Hypnose & DK-Verfahren

Das Geheimnis befreiter Aufmerksamkeit

Kommunikation mit dem Unbewussten

Verlag Books on Demand GmbH

Bibliographische Information der Deutschen Bibliothek:

Die Deutsche Bibliothek verzeichnet diese Publikation in der Deutschen Nationalbibliographie; detaillierte bibliographische Daten sind im Internet über http://dnb.ddb.de abrufbar.

Impressum:

Herstellung und Verlag: BoD - Books on Demand, Norderstedt

ISBN 9783839167847

Inhalt

Vorwort von Dr. med. univ. Herbert Wiedergut

Sehr gerne komme ich der Einladung des Autors nach, das Vorwort für sein Buch „Befreite Aufmerksamkeit“ zu schreiben. Mein Weg als Anwender der von Ihnen entwickelten „Direkten Kommunikation“ führte mich von der Lektüre Ihrer Gratis-Downloads hin zum Kauf und Studium des Buches und schließlich zur Absolvierung des Video-Fernkurses. Das Buch und der Videokurs sind didaktisch so gut aufgebaut, dass es keine Mühe macht, dem Inhalt zu folgen, frei von „Fachsimpelei“ und sicherlich auch für den Laien leicht verständlich.

Die einzige „Schwierigkeit“ bestand für mich als Arzt anfangs darin, die Einfachheit des Prinzips der DK zu akzeptieren. Immer habe ich den Eindruck, da schreibt oder spricht jemand, der einen riesigen Erfahrungsschatz hat, und der dadurch den raschen und unkomplizierten Weg gefunden hat, Menschen die Ursachen ihrer Probleme durch „Direkte Kommunikation mit dem Unbewussten“ selbst finden zu lassen und sich davon zu befreien. Das Wunderbare dabei ist, dass die Heilung nicht durch Deutung und Erklärung von außen (durch den Therapeuten) geschieht, sondern durch Erkenntnis und Erfahrung, die der Klient (Patient) während des Dialogs selbst erlebt. Heilung nicht nur in einem Bereich, sondern auf allen Ebenen. Damit meine ich auch eine Zunahme an Vitalität, Lebensfreude, positivem Denken und Fühlen sowie die Befreiung von negativen Gedankenmustern und Programmierungen, eine Zunahme der SELBST-Erkenntnis, des Gewahrsein´s seiner selbst und seines Umfeldes und Heilung von alten körperlichen und seelischen Verletzungen (auch aus früheren Leben). Schleusen öffnen sich und „vergessene“, genauer gesagt „verdrängte“, Inhalte tauchen aus dem Unbewussten auf und erfahren Erlösung.

Insgesamt kommt es zur ursächlichen Heilung körperlicher Beschwerden, zur Lösung von Blockaden, ungewollten Verhaltensmustern und Programmierungen. Das Weltbild ändert sich durch die Erfahrung regressiver Erlebnisse. Führt man in der DK jemanden in die frühe Kindheit oder in eine vorgeburtliche Situation im Mutterleib zurück, werden mit erstaunlicher Selbstverständlichkeit Situationen mit allen Sinneseindrücken beschrieben. Menschen, die diese Erfahrung machen, können plötzlich verstehen, dass Wahrnehmung nicht nur mit den fünf physischen Sinnen stattfindet, sondern, dass im ICH BIN eine Instanz vorhanden ist, deren Wahrnehmung von diesen Sinnen unabhängig ist. Wie könnte denn sonst ein dreimonatiger Embryo sehen, hören, schmecken, fühlen und tasten, das Wetter beschreiben, die Gespräche der Mutter mitbekommen, den Herzschlag der Mutter hören, usw. ? Ein ähnlicher Vorgang ist wohl auch bei Nahtoderlebnissen zu beobachten, nach denen die betreffende Person Vorgänge exakt beschreiben kann, die sie während der eigenen Reanimation erlebte. Diese neue Erfahrung führt zu einer Veränderung des alten ICH-Bewusstseins.

Denken Sie jetzt an todkranke Patienten, denen schulmedizinisch nicht mehr geholfen werden kann. Durch die Erfahrung einer Regression/Reinkarnation verlieren sie die Angst vor dem Tod, da sie nun wissen, ihr Körper ist nur einer von vorübergehenden „Aufenthaltsorten“ ihres Bewusst-SEINS. Durch die DK ist es auch möglich, Schwerstkranken zu helfen, indem man Probleme und Verletzungen löst, und ihnen damit eine Harmonisierung mit sich und der Welt ermöglicht.

Als Anwender der Direkten Kommunikation ist mir die Macht des gesprochenen Wortes, aber auch meiner Gedanken immer deutlicher geworden, nicht nur in Bezug auf meine Patienten, sondern auch auf mein eigenes Leben.

Insgesamt ist die DK ein „Instrument“, das ich in meiner Praxis nicht mehr missen möchte. Meine therapeutischen Möglichkeiten als Arzt und Heiler haben sich dank der DK wesentlich erweitert. Dafür danke ich Ihnen sehr.

Und noch etwas: Seit ich DK anwende, hat sich auch mein eigener Horizont erweitert, so als ob die Arbeit mit den

Patienten auch in mir selbst Suchprozesse im Unbewussten auslöste. Die Einfachheit der Direkten Kommunikation erlaubt es, unabhängig von einer offiziellen Anwendung, bewusst einen liebevollen und hilfreichen Dialog mit den Mitmenschen im normalen Alltag zu führen. Ich wünsche mir, dass sich mit Hilfe der DK eine neue Gesprächskultur entwickelt, in der es den Menschen nach jedem Dialog besser geht und sie sich in jeder Beziehung wohler fühlen. Insofern kann ich mir nur wünschen, dass dieses Buch von Friedbert Becker eine große Anzahl von Lesern findet, die dann mit Freude und Erfolg den Weg der Erkenntnis und Befreiung gehen, um sich selbst und anderen zu helfen.

Herbert Wiedergut August 2012
Dr. med. univ.

Vorwort

Ganz gleich, wer Sie sind, Sie sind immer umgeben von Menschen. Oft sind Menschen darunter, die mit sich selbst oder ihrem Leben unzufrieden sind, weil sie ein fremdes Leben führen, ein Leben das nicht das IHRE ist. Diese Unzufriedenheit hat viele Gesichter, aber definierbare Ursachen, z.B.:

- Zwanghaftes Denken und Handeln,
- Beziehungsprobleme,
- Arbeitslosigkeit,
- Arbeit, die keine Freude bereitet,
- finanzielle Probleme,
- Stress,
- Angst,
- gesundheitliche Probleme usw..

In diesem Buch erfahren Sie, wie Sie in wenigen Schritten die Ursachen der jeweiligen Probleme aufdecken und eine radikale Änderung zum Positiven bewirken können. Es sind nur ein paar wenige Dinge, die Sie kennen müssen und wenn Sie dieses Buches verstanden und durchgearbeitet haben, können Sie in wenigen Stunden Ergebnisse erzielen, von denen viele Therapeuten nur träumen.

Sie müssen niemanden mit irgendwelchen Medikamenten vergiften und abhängig machen, um ihm wirkungsvoll zu einer besseren Lebensqualität zu verhelfen. Vergessen Sie das ganze Spezialistentum mit seinem hochtrabenden Vokabular. Dahinter verbergen sich oftmals nur die Hilflosigkeit von Therapeuten, effektive Veränderungen zu bewirken sowie mangelnder Durchblick, was die wahren Ursachen der Probleme betrifft.
Auch das Geschäft mit der seelischen Gesundheit und dem seelischen Wohlbefinden hat sich inzwischen zu einem Riesenmarkt entwickelt. Kaum einer der Beteiligten an diesem Markt ist daran interessiert, dass es den Menschen dauerhaft gut geht.

Seien Sie nur nicht so blauäugig, zu glauben, irgendjemandem in diesem System sei überhaupt daran gelegen, Sie zu einem freien, eigenverantwortlich selbstbewussten Menschen zu machen. Dieses System kann nur funktionieren, solange die Mehrheit der Menschen abhängig ist und sich schuldig fühlt. Und, natürlich nicht zu vergessen: die Angst - Menschen müssen Angst haben, sonst sind sie nur schwer zu manipulieren.

Dieses Buch hat nur einen geringen Umfang, Sie können es jetzt gleich bis zum Ende lesen, um sich einen Überblick zu verschaffen. Danach können Sie sofort mit der praktischen Arbeit beginnen und umsetzen, was Sie hier gelesen haben. Sie brauchen nicht länger zu warten. In diesem Buch finden Sie alles, was notwendig ist, um Menschen aus ihrem Gedankengefängnis zu befreien, befreien von Schuld, negativen Glaubensmustern, Ängsten, Zwängen, falscher Bescheidenheit und vielem mehr. Sie finden in diesem Buch auch verschiedene einfache Maßnahmen zur Selbsthilfe, mit denen Sie sofort beginnen können. Es gibt keinen Grund, noch länger zu warten. Ihre eigenen Probleme unterliegen den gleichen Gesetzmäßigkeiten wie die Probleme all der vielen Millionen andere Menschen auf diesem Planeten und sie sind mit den gleichen einfachen Maßnahmen zu lösen.

Wir selbst gestalten unser Schicksal, ob bewusst oder unbewusst, und jeder von uns hat jederzeit die freie Wahl. Übernehmen Sie Verantwortung für Ihre Gedanken, Worte und Taten und Ihr Leben wird zu einem einzigartigen grandiosen Abenteuer.

Friedbert Becker
Santa Vitoria do Palmar im Juli 2010

Ein Wort zur Neuauflage

Inzwischen sind sechs Jahre vergangen und das DK Verfahren erfreut sich zunehmender Beliebtheit. Viele Therapeuten und Berater nutzen inzwischen diese einfache unkomplizierte Methode erfolgreich in ihrer Praxis.
In dieser Neuauflage sind einige wertvolle Ergänzungen zu finden, die in der ersten Auflage nicht enthalten waren.

Der **Ultraschnelle Prozess,**
Laufen und fragen
und **DK-Hypnose.**

Weiterhin finden Sie im Anhang Hinweise auf intensivere Lernmethoden, die ich inzwischen auf Grund der vielen Nachfragen geschaffen habe. (Videokurs und Praxis-Wochenenden).

Friedbert Becker

Teil 1

Was dieses Buch Ihnen bietet

Sie wissen sicher, worauf Sie Ihre Aufmerksamkeit richten, dorthin fließt Ihre Energie und es wird zu Ihrer Realität. Jedoch ist die Aufmerksamkeit vieler Menschen gefangen, gefangen in schädlichen Glaubensmustern und ungelösten seelischen Konflikten. Diese Zustände sind für die meisten Menschen völlig normal und viele von ihnen ahnen nicht einmal, was mit ihnen geschieht. In diesem Buch finden Sie wirkungsvolle Anleitungen, was Sie tun können, um Ihre Aufmerksamkeit zurückzuerobern und ein Leben in Freiheit zu führen. Sie finden sowohl Anleitungen zur Selbsthilfe, als auch Anleitungen dafür, wie Sie anderen Menschen effektiv helfen können.

Entdecken Sie Methoden, mit denen Sie direkt mit dem Unbewussten kommunizieren können. Sei es nun Ihr eigenes Unbewusstes oder das Unbewusste Ihrer Mitmenschen. Ich nenne es "Direkte Kommunikation", DK-Verfahren oder auch DK - Hypnose.

Unter "Direkter Kommunikation" (DK) verstehe ich das direkte Gespräch mit den unbewussten Anteilen der Seele. Damit sind nicht die üblichen ideomotorischen Fingersignale, wie wir sie von der Hypnose her kennen, gemeint. Auch nicht die vielen anderen Verfahren wie Pendeln oder der Gebrauch von Wünschelrute oder Biotensor. All diese Verfahren haben mit unserer "Direkten Kommunikation" nichts zu tun.

DK ist das Aufrufen ganz bestimmter unbewusster Fragmente der menschlichen Seele und die Kommunikation mit den selbigen.

Mit dem DK-Verfahren können Sie sehr viele seelische Zustände verbessern bzw. harmonisieren, einschließlich der Zustände, die man gemeinhin als psychische Störungen bezeichnet. Der direkte Dialog mit dem Unbewussten ermöglicht es Ihnen, seelische Konflikte zu lösen, Ursachen von Disharmonien zu finden und zu erfahren, was, wann und wie etwas geschehen muss, damit der betreffende Mensch zur Harmonie zurück findet.

Sie erfahren, wie Sie die Kontrolle über Ihre Aufmerksamkeit erlangen, um das Leben zu führen, das Sie sich wünschen. Darüber hinaus bietet das DK-Verfahren Möglichkeiten, auch körperliche Heilprozesse äußerst positiv zu beeinflussen. Und das Schöne an diesem Verfahren ist, Sie müssen kein Psychologie-Experte sein, denn die Seele selbst weiß am besten, was zu tun ist, um ein glückliches und gesundes Leben zu führen. Die einzige Voraussetzung ist, Sie müssen es wollen und tun.

Verstehen Sie dieses Buch nicht als Therapieanleitung. Alle Bei-spiele, die hier aus dem Bereich der Therapie aufgezeigt werden, dienen lediglich dazu, Ihnen die Prinzipien des DK-Verfahrens verständlich zu machen. Sie müssen kein Therapeut sein, um das DK-Verfahren anzuwenden.

Je nachdem in welchem Land Sie leben, sollten Sie jedoch aufpassen, dass Sie nicht aus Versehen ein schweres Trauma heilen. Das könnte fatale juristische Folgen für Sie haben. Wenn Sie sich jedoch nur dem Wohle Ihrer Mitmenschen gegenüber verantwortlich fühlen, steht Ihnen alles offen. Wer das DK-Verfahren anzuwenden versteht, wird keiner Menschenseele Leid zufügen.

DK ist dermaßen einfach, dass es notwendig ist, an dieser Stelle auf eine besondere Neigung der menschlichen Psyche hinzu-weisen. Dieser Hinweis erscheint mir als besonders wichtig, um zu gewährleisten, dass jeder Leser die Möglichkeit hat, dieses Verfahren zu verstehen und anzuwenden.

Wir Menschen sind mit der hervorragenden Fähigkeit zu generalisieren ausgestattet. Das heißt, wir können auf Grund unserer bisherigen Erfahrungen, eine uns neue Situation schnell einschätzen und darauf reagieren. In vielen Situationen ist diese Gabe ein wirklicher Segen. Allerdings verleitet sie uns auch zu Vorurteilen. Um das DK-Verfahren zu beurteilen, müssen Sie es persönlich in der praktischen Anwendung erfahren haben. Vorurteile sind hier völlig unangebracht.

Das DK-Verfahren ist so einfach und unkompliziert, dass es von vielen (Spezialisten) nicht für möglich gehalten wird. Auch die Tatsache, dass es bei allen seelischen Störungen eingesetzt werden kann und bei richtiger Anwendung in kürzester Zeit zum Erfolg führt, reizt geradezu, voreilig zu urteilen. Aus diesem Grund dieser Hinweis:

**Zuerst wie beschrieben praktisch anwenden,
selbst erfahren und dann urteilen.**

Wer etwas mit Vorurteilen belegt, betrügt sich selbst um die Chance, diese Sache jemals richtig kennen- und verstehen zu lernen.
Mit dem DK-Verfahren können Sie auch die üblichen hypnotischen Phänomene bewirken. DK ist jedoch keine Hypnose und auch keine Gesprächstherapie, dies ist äußerst wichtig zu wissen und muss immer wieder betont werden. DK ist eine hilfreiche Beratung, eine besondere Art der Unterhaltung, mehr ist das DK-Verfahren nicht. Bezeichnen Sie das DK-Verfahren niemals als Therapie, das würde dazu führen, dass es Ihnen verboten wäre, sich auf diese besondere Art zu unterhalten, wenn Sie keine Heilerlaubnis besitzen. Deshalb noch einmal: Das DK-Verfahren ist keine Therapie! DK ist lediglich eine besondere Art der Unterhaltung, die man natürlich auch therapeutisch nutzen kann, sofern man eine Heilerlaubnis besitzt.

DK (Direkte Kommunikation) ist ein Gespräch, das dem Zuhörer/Gesprächspartner verborgene Intentionen bewusst macht, Erinnerungslücken schließt und das Denken ordnet und harmonisiert.

DK ist eine ganz persönliche Angelegenheit zwischen zwei Menschen. Falls Sie sich mit bewusstseinserweiternden Techniken beschäftigen, werden Sie hier sicherlich auf einige bekannte Elemente stoßen. Dies sollte Sie jedoch nicht davon abhalten, jede einzelne der vorgestellten Übungen selbst zu praktizieren.

Entstanden ist das DK-Verfahren aus den Erkenntnissen der Hypnose, der Regressionstechniken und der verschiedenen Methoden des Schamanismus. Diese genannten Verfahren bieten sehr effektive therapeutische Möglichkeiten, haben jedoch eines gemeinsam: sie unterliegen einem formellen Vorgehen und setzen ein bestimmtes Weltbild voraus, wie zum Beispiel der Glaube an Karma und Wiedergeburt.

Vielen Menschen, die in seelischer Not sind, fehlt die Fähigkeit, spontan loszulassen und zu entspannen, andere wiederum sind nicht in der Lage zu visualisieren. Hinzu kommen oft noch falsche Erwartungshaltungen, verschiedene Ängste usw. Jeder, der mit Hypnose arbeitet, weiß, wovon ich hier rede. Und in der Praxis ist es leider so, dass gerade die Menschen, die am dringendsten Hilfe benötigen, in dieser Hinsicht die meisten Blockaden haben.

Aus diesen Gründen war ich immer auf der Suche nach besseren Alternativen und erkannte sehr schnell, das es beim Thema Hypnose, wie auch auf vielen anderen Gebieten der Psychotherapie, nur wenige Pioniere gibt. Die meisten Anwender werden betriebsblind und kleben ein Leben lang an einer einmal gelernten Methode bzw. an wissenschaftlichen Konzepten.

In der Fachliteratur werden einmal aufgestellte Thesen ungeprüft von den nachfolgenden Autoren übernommen und immer wieder aufs Neue abgeschrieben. Rein wissenschaftliche Arbeiten verlieren sich in immer komplizierter werdende Details und werden dadurch für die Praxis unbrauchbar. Aus diesen Gründen beschloss ich, das herkömmliche Modell der Hypnose in Frage zu stellen und arbeitete an einem nur auf Funktionalität basierenden Modell. Sie werden dieses Modell im weiteren Verlauf kennenlernen. Dieses Vorgehen erlaubte mir schon bald auf Hypnoseinduktionen, Entspannung, Fantasiereisen und andere unnötige Rituale vollständig zu verzichten. Sehr schnell kristallisierte sich heraus, dass diese Vorgehensweise noch viele weitere Vorteile bietet und nicht nur in der Regressionstherapie anzuwenden ist. All diese aus der Praxis gewonnenen Erkenntnisse führten schließlich dazu, das Verfahren der "Direkten Kommunikation" vollständig aus dem therapeutischen Rahmen zu lösen und es so für jeden Menschen, der seinem Nächsten etwas Gutes tun will, zur Verfügung zu stellen.

Kritiker mögen jetzt einwenden, dass es einer Therapie gleichkommt, in dem Moment, da es einem Kranken gegenüber angewandt wird und somit einer Heilerlaubnis bedarf. Man kann grundsätzlich alles kritisieren oder seine Aufmerksamkeit auf Lösungen ausrichten, die Entscheidung bleibt jedem selbst überlassen. Noch gibt es kein Gesetz, das einem Nichtmediziner verbietet, sich mit einem kranken Menschen zu unterhalten, auch wenn wir nicht mehr weit davon entfernt sind.

Was unterscheidet das DK-Verfahren von einer Therapie?

Ich möchte es anhand eines praktischen Beispiels erläutern. Nehmen wir an, Frau M. leidet unter Angstzuständen, die ein Ausmaß annehmen, dass sie Hilfe bei einem Spezialisten sucht. Dies könnte zunächst ein Arzt sein. Im besten Fall wird er ihr ein Mittel verschreiben, z.B. Benzodiazepine oder Antidepressiva. Wahrscheinlich wird er sie zu einem Psychotherapeuten überweisen. Was wird dieser Psychotherapeut tun? Er wird versuchen, diese Angst zu katalogisieren und eine bestimmte Diagnose stellen. Daraufhin wird er einen Therapieplan entwerfen, der sehr verschiedene

Maßnahmen enthalten kann, vom Autogenen Training über Gesprächstherapie bis hin zur Verhaltenstherapie, Medikamente wahrscheinlich mit eingeschlossen. Sollte sich bei der Anamnese herausstellen, dass die Angst von Frau M. mit einem traumatischen Erlebnis in Verbindung steht, vermehren sich die möglichen Krankheitsbilder um ein Vielfaches. Je nach Qualifikation des Therapeuten steht Frau M. der Weg nun offen für eine monatelange, mitunter sogar jahrelange Therapie.

Sollte Frau M. jedoch das Glück beschieden sein, auf einen Menschen zu treffen (vielleicht auf Sie?), der das DK-Verfahren verstanden hat und richtig anzuwenden weiß, wird die ganze Sache wahrscheinlich folgendermaßen aussehen:

Unser DK-Spezialist wird sich die Geschichte von Frau M. aufmerksam anhören und sie im entscheidenden Moment auffordern, in die Situation zu gehen, mit der die Angst aufzulösen ist. Er wird dies ohne Hypnoseinduktion oder irgendwelche speziellen Entspannungstechniken tun. Gerade das macht das DK-Verfahren so wertvoll. Warum das möglich ist, darauf kommen wir später noch zu sprechen. Dann wird er ein paar sehr spezielle Fragen stellen und Vorschläge unterbreiten, die sich aus der Situation ergeben. Das ganze Gespräch wird zwischen eineinhalb und fünf Stunden dauern (in sehr seltenen Fällen etwas länger) und Frau M. wird sich freudestrahlend verabschieden.*[1]

Sicher wird dies dem einen oder anderen Leser mehr als "spanisch" vorkommen, insbesondere Lesern die psychotherapeutisch vorbelastet sind. Urteilen Sie nicht zu früh, liebe Leser, in diesem Buch finden Sie alle Erklärungen, die notwendig sind, um das DK-Verfahren zu verstehen und anzuwenden, für sich selbst und für andere Menschen. Aber denken Sie bitte daran, auch wenn ich hier Beispiele aus der Psychotherapie anführe, das DK-Verfahren ist <u>kein</u> therapeutisches Verfahren, sondern nur eine besonderen Art der Kommunikation.

Um das DK-Verfahren richtig zu verstehen, sind gewisse Kenntnisse auf dem Gebiet der Regressionsverfahren und der Hypnose von Vorteil. Aus diesem Grund werde ich auf beide Verfahren in diesem Buch mehr oder weniger ausführlich eingehen.

Die Reinkarnationslehre geht davon aus, dass der Mensch selbst Verursacher seiner jeweiligen Lebensumstände ist und jederzeit die Möglichkeit hat, sein Schicksal selbst bewusst zu gestalten. Ob es sich im Einzelnen um Krankheiten oder Schicksalsschläge handelt, spielt eine untergeordnete Rolle. In der Praxis unterscheiden viele Therapeuten zwischen Reinkarnationstherapie und Regressionstherapie. Während die Reinkarnationstherapie Ursachen von Störungen in früheren Leben sucht, beschränkt sich die Regressionstherapie auf Erlebnisse im gegenwärtigen Leben. Hier liegt meiner Ansicht nach einer der Gründe, warum viele Therapien nicht so laufen, wie sie ohne diese unnötigen Eingrenzungen laufen könnten. Zudem suggeriert der Begriff Reinkarnationstherapie, dass die Ursache eines Problem in einem früheren Leben zu suchen ist. Tatsache ist jedoch, die meisten Ursachen sind im gegenwärtigen Leben zu finden.

Eine weitere unnötige Blockade für eine optimale Hilfe stellt die überflüssige Diskussion über die Realität eines früheren Lebens dar.

Das innere Erleben des Menschen, seine subjektive Realität gestaltet sein Befinden, und darum spielt es keine Rolle, ob dieses innere Erleben mit historischen Ereignissen der objektiven Realität übereinstimmt oder nicht.

Aus spiritueller Sicht deutet alles darauf hin, dass Ziel und Zweck jeglicher bewussten Existenz, eine Bewusstseinserweiterung, eine Bewusstseinsvermehrung ist und jegliches individuelle Bewusstsein letztendlich wieder im universellen Bewusstsein mündet.

Da dieses Buch in erster Linie für Praktiker geschrieben ist, spielen Glaubensfragen auf diesen Seiten eine untergeordnete Rolle. Unter "Praktiker" verstehe ich einen Menschen, der gewillt ist, sich mit sich selbst und seinem Leben zu konfrontieren. Wer sich näher mit den religiösen Grundlagen beschäftigen möchte, dem empfehle ich die Totenbücher der verschiedenen Kulturen, wie zum Beispiel das Tibetanische Totenbuch, das Ägyptische Totenbuch etc.

Fakt ist, dass die Ursachen der meisten Probleme, wie das Wort "Ursache" schon sagt, in der Vergangenheit liegen und genau dort am schnellsten zu reparieren sind. Aus diesem Grund beschäftigen wir uns zunächst mit der Regressionstherapie.

Kurze Zusammenfassung: Therapie durch Reinkarnation und Regression

Im Grunde genommen handelt es sich auch bei einer Rückführung in ein vermeintlich früheres Leben um eine Regression, um ein „Zurückgehen in die Vergangenheit." Bei einer Reinkarnationstherapie spielt jedoch der spirituelle Aspekt eine zusätzliche wichtige Rolle. Bei Rückführungen aus medizinischen/psychologischen Gründen geht es in erster Linie darum, traumatische Erlebnisse, negative Programmierungen und ungelöste seelische Konflikte aufzuarbeiten. Allerdings, wie schon erwähnt, lassen sich die meisten Ursachen im gegenwärtigen Leben finden und auch vollständig auflösen.

In der Regel finden sich die Ursachen der meisten Disharmonien in der frühen Kindheit und in der vorgeburtlichen Phase. Man spricht hier, wie schon erwähnt, von einer Regressionstherapie. Allerdings lässt sich immer eine Beziehung zu einem früheren Leben herstellen, und in manchen Fällen ist dies sogar angebracht, um eine vollständige Harmonisierung zu erreichen.

Nehmen wir zum Beispiel den Fall eines verdrängten

Missbrauchs im gegenwärtigen Leben. Durch das vollständige (bewusste) Wiedererleben lösen sich eventuelle körperliche und seelische Symptome auf. Was in vielen Fällen jedoch bleibt, ist ein Gefühl von Unverständnis, ein gewisses Opferbewusstsein mit dem Gedanken: "Was hat man mir angetan?"

Wird der Klient jedoch zusätzlich in die Situation geschickt, welche verantwortlich dafür ist, dass sich die Seele ein solches Erlebnis gewählt hat, findet sich dieser Mensch meist in einem früheren Leben wieder. Durch die Aufarbeitung und Erkenntnisse dieser Situation kommt es schließlich zu einer vollständigen Harmonisierung. Klienten, die mit dem Gedanken der Reinkarnation nicht vertraut sind, können in der Regel auch nicht verstehen, dass sie sich selbst ihr Leid gewählt haben sollen. Als Berater sollten Sie in diesem Fall nicht versuchen zu missionieren, sondern dem Klienten Möglichkeiten schaffen, zu eigenen Erkenntnissen zu gelangen. Generell ist es von Vorteil, wenn die Bezeichnung Reinkarnation ganz aus dem Spiel gelassen wird. Wieso dies so ist, darauf werde ich später noch genauer eingehen. Interessant ist, dass aber auch Skeptiker in einem Rückführungsprozess mit früheren Leben konfrontiert werden.

Für Therapiezwecke und für Veränderungsarbeit ist allein die subjektive Realität des Klienten ausschlaggebend, da diese das Verhalten und Empfinden steuert. Grundsätzlich spielt es in diesem Prozess keine Rolle, ob der Betreffende an eine frühere Inkarnation glaubt oder nicht, da dieser Glaube nur in den obersten Seelenschichten (auf der rationalen Ebene) besteht.

Menschen die aus spirituellen Gründen eine Rückführung suchen, geht es in erster Linie meist um Sinnzusammenhänge. Was ist meine Aufgabe in diesem Leben? Warum ziehe ich immer wieder dieselben Probleme/Menschen an? Warum habe ich diese und jene Neigungen? Wen kenne ich aus früheren Leben? Was hat das Leben für einen Sinn? Ziel einer Reinkarnationstherapie ist, Zusammenhänge zu erkennen und die Verantwortung für sich und seine Handlungen zu übernehmen. Handelt es sich um eine spirituell motivierte Rückführung, sollte die Aufmerksamkeit vor allem auf die Zeit zwischen zwei Leben, dem Zwischenzustand gerichtet werden. In diesen Zwischenzuständen, die je nach religiöser/kultureller Erziehung sehr verschieden sein können, hat der Klient die Möglichkeit, seine wahre Lebensaufgabe zu finden, seine Mission, welche meist von der gelebten Realität sehr verschieden ist.

Unabhängig von therapeutischer und spiritueller Rückführung sei hier noch die experimentelle Rückführung erwähnt. Diese Art Rückführungen eignen sich hervorragend zur Erforschung des menschlichen Bewusstseins. Hierfür sollte man im Gegensatz zu therapeutischen Rückführungen möglichst tiefe hypnotische Zustände anstreben. Gerade die experimentelle Rückführung unter tiefer Hypnose gibt Anlass zum Glauben, dass die menschliche Seele Zugang zu allen Zeiten ihrer Existenz hat. Woher die Informationen letztendlich kommen und wie sie gespeichert und übertragen werden, ist nach wie vor ein Geheimnis. In den letzten 36 Jahren habe ich mehrere tausend Menschen zurückgeführt, viele davon mit dem Ziel, ein Leben vor dem jetzigen Leben anhand von Fakten zu beweisen. Das Pro und Contra hält sich die Waage. In vielen Fällen konnten persönliche Daten und Geschehnisse nachträglich geprüft und bestätigt werden, aber in mindestens ebenso vielen Fällen erwies sich alles als Fantasie. Selbst bei den Fällen, in denen sich alle Einzelheiten bestätigten, muss man die Möglichkeit in Erwägung ziehen, dass die Informationen auf anderem Wege erlangt wurden. Man denke hier nur an die Ergebnisse von guten Radiästheten, von Familienaufstellungen, Hellsehern etc.

Verschiedene Rückführungstechniken

Die ursprünglichste Rückführungstechnik (der Neuzeit) ist die hypnotische Rückführung. Hierbei wird der Klient in Hypnose geführt und in die Vergangenheit geschickt. Je nach Tiefe der

Hypnose kann man sehr direkte Anweisungen geben, die von geeigneten Klienten auch direkt befolgt werden. Nachteil dieser Methode ist, dass nicht jeder Mensch spontan mittels Hypnoseinduktion eine geeignete Trance erlebt. Hinzu kommt, dass hypnotische Rückführungen für Therapien gänzlich ungeeignet sind, da das Bewusstsein des Klienten, wenn nicht ausgeschaltet, doch zumindest stark eingeschränkt ist. Einige Therapeuten haben dies erkannt und andere Methoden entwickelt.

Die wohl bekanntesten Formen sind der Einstieg über eine besondere Atemtechnik (Hyperventilation) und über Fantasiereisen. Mit der Hyperventilationstechnik hat man zwar das Problem der Hypnoseresistenz gelöst, aber das Bewusstsein des Klienten bleibt trotz allem eingeschränkt. Von all den bisher genannten Techniken ist die Technik über eine Fantasiereise die wirkungsvollste, sofern der Therapeut gewisse Regeln beachtet.

Eine Rückführung mittels Fantasiereise liefert eine große Menge an Symbolen, hinter denen sich teilweise verbirgt, wonach wir suchen, z.B. Konflikte und traumatische Erlebnisse. Gelingt es <u>dem Klienten</u> seine Symbole richtig zu deuten und einzuordnen, beginnt der Prozess der Heilung. Nachteil dieser Methode: sie dauert in der Regel unnötig lange und verursacht somit unnötige Kosten für den Hilfesuchenden. Ein weiterer Nachteil dieser Technik ist die mangelnde Fähigkeit vieler Klienten zu visualisieren und zu entspannen. Darüber hinaus sollten Therapeuten, die mit Fantasiereisen arbeiten, es tunlichst vermeiden, die Symbole für ihre Klienten zu deuten. Zum einen würde es dem Klienten nichts nutzen, zum anderen ist die Wahrscheinlichkeit groß, dass der Therapeut die Symbole falsch deutet und den Klienten zusätzlich verwirrt. Die Fantasie ist jedoch ein großartiges Instrument, um eine Sitzung (wieder) zum Laufen zu bringen, wie wir später noch sehen werden.

An dieser Stelle möchte ich noch erwähnen, dass es mittlerweile sehr viele "Therapeuten" gibt, die sich aus dem

Kunterbunt der Eso-Szene großzügig bedienen und Reinkarnationstherapie mit “Allerlei“ mischen. So zum Beispiel mit Kartenlegen, Hellsehen, Astrologie, Pendeln, Channeln, Aromen, oder der Person einfach auf den Kopf zu sagen, worin ihr Problem besteht und was sie tun müssen, um geheilt zu werden. Menschen in Not sind nur allzu gerne bereit, jeden Blödsinn zu schlucken. Ich kenne einige sehr gute, seriöse Kartenleger, Hellseher, Astrologen und Radiästheten, die ihr Fach verstehen, keiner von ihnen würde so etwas anbieten.

Wie eine Rückführung wirkt - das Prinzip

Das Grundprinzip ist recht einfach zu verstehen. Der Therapeut führt den Klienten zurück in die Situationen, die für seine Probleme verantwortlich sind. Das sind Situationen, in der der Klient eine Erfahrung gemacht hat, die er auf Grund seines damaligen Bewusstseinszustandes nicht richtig verarbeiten konnte.

Durch das erneute Erleben der damaligen Situation erhält das Bewusstsein die Möglichkeit, diese Erfahrung nachträglich richtig zu verarbeiten und einzuordnen. Ist dies geschehen, ist das Problem gelöst und der Klient wieder ein Stück heiler. So einfach ist dies und doch gibt es auch auf diesem Gebiet Therapeuten, die diese Prozesse endlos strecken und mit unnötigem Brimborium (meist esoterisches Kunterbunt) bestücken. Warum tun sie das? Vielleicht, um die eigene Wichtigkeit hervorzuheben, um mehr Geld zu verdienen oder alles zusammen. Notwendig ist dies nicht. Einen guten Therapeuten erkennen Sie daran, dass er bestrebt ist, Sie möglichst schnell wieder loszuwerden und Sie immer wieder dazu drängt, selbst die Verantwortung zu übernehmen und selbst aktiv zu werden.

Nun gibt es natürlich auch Situationen, die der Klient auf keinen Fall noch einmal erleben möchte, weil sie schmerzhaft und grausam waren. Er weigert sich unbewusst, die Situation erneut zu erleben. Und in diesem Stadium fängt Ihre Arbeit erst richtig an. Dies ist der Punkt, an dem viele Therapeuten den Fehler machen, zu glauben, der Klient müsse tiefer entspannen, sei für die Therapie noch nicht bereit usw.

Für eine Rückführung ist weder eine Entspannung, noch eine Hypnoseinduktion erforderlich, wenn Sie mit dem DK-Verfahren arbeiten.

Wenn eine Rückführung nicht gelingt, liegt es einzig und allein an der führenden Person, denn diese hat ja schließlich die Rolle des Führers zu erfüllen. Das heißt, sie muss sich auf ihren Klienten einstellen und ihn so führen, dass dieser folgen kann. Es verhält sich hier wie im wirklichen Leben. Ich kann von einem Ungeübten nicht verlangen, dass er eine Steilwand erklimmt, um auf den Gipfel zu kommen. Hier muss man Wege finden, die der Klient auch zu gehen in der Lage ist.

Ein weiterer Schwachpunkt ist die Angst des Therapeuten vor einer Retraumatisierung. Viele Therapeuten unterbrechen den Prozess sobald der Klient anfängt, die Dramatik des Traumas wiederzuerleben. Sicherlich kann nicht jedem Klienten der Stress einer Retraumatisierung zugemutet werden, jedoch ist es in der Mehrzahl der Fälle angebracht.

Ausnahmen bilden hier Klienten, denen aus medizinischen Gründen kein Stress zuzumuten ist, wie zum Beispiel Klienten mit Asthma, Herzschwächen etc.

In Zweifelsfällen sollte man auf eine vorherige fachärztliche Abklärung bestehen. Kinder sollte man ebenfalls vor einer Retraumatisierung bewahren. In all diesen Fällen wendet man sanftere Methoden an, auf die wir im praktischen Teil auch noch zu sprechen kommen.

Ein Thema, das gerade im Bereich der Therapie immer wieder

unterschätzt wird, ist die Art, wie wir mit unseren Klienten kommunizieren, insbesondere die Bedeutung der Worte und die Art und Weise, wie wir diese übermitteln. Ein Beispiel soll es Ihnen verdeutlichen. Stellen Sie sich Folgendes vor: Sie haben ein durchschnittliches Problem, ein seelisches Tief und suchen Rat bei einem Menschen, der sich auskennt und dessen Meinung und Urteil Sie sehr schätzen. Dieser Jemand hört sich Ihre Geschichte an, klopft Ihnen freundschaftlich auf die Schulter und sagt: „Keine Sorge, da kenne ich eine gute mentale Übung, die Spaß macht und die Freude am Leben erweckt." Wie fühlt sich das an?

Und nun das gleiche Problem, der gleiche geschätzte Ratgeber jedoch mit anderer Reaktion. Er runzelt die Stirn und sagt: „Das klingt ganz nach einer depressiven Verstimmung, Du solltest unbedingt zur Therapie gehen." Na, wie fühlt sich das an?

Sicher haben Sie den Unterschied nicht nur gelesen, sondern auch gespürt. Während der erste Kommentar allein schon durch seine nonverbalen Anteile äußerst positiv und aufbauend wirkt, führt der zweite Kommentar noch tiefer in die Krise. Worte sind ein sehr machtvolles Werkzeug, das man nicht unterschätzen darf. Noch größere Bedeutung kommt der Art und Weise zu, wie wir die Worte vermitteln, unsere nonverbalen Signale.

Ohne Zweifel ist es für die „medizinischen/therapeutischen Institutionen" innerbetrieblich wichtig, Krankheitsbilder zu katalogisieren, Krankheiten zu definieren und Diagnosen zu stellen. Aber muss man dem hilfesuchenden Menschen seine Erkenntnisse so schonungslos um die Ohren schlagen? Nicht selten wird so aus einem völlig normalen, augenblicklichen seelischen Tief eine handfeste Depression gebastelt. Statt das Problem lösungsorientiert genauestens zu hinterfragen, wird ein Urteil gefällt, und die Probleme vervielfachen sich. Jeder Mensch der Medizin studiert hat, weiß, wie leicht man alle möglichen Symptome am eigenen Körper spüren kann, wenn sie vom Dozenten bis ins Detail erklärt werden. Auch für das optimale Gelingen einer Rückführung ist die richtige

Verwendung der Sprache das wichtigste Element.

Struktur und Regeln oder Flexibilität?

Um eine Sache zu lehren und zu lernen, ist es zumindest in der westlichen Welt üblich, den Lernstoff in einer gewissen Struktur anzuordnen und feste Regeln zu beachten. Die meisten Berufe erfordern auch später in ihrer Praxis Struktur und Regeln. Allerdings sollte man in der Psychotherapie der Individualität und Flexibilität den Vorrang geben. Menschen sind keine Maschinen, sondern Individuen mit ganz persönlichen Geschichten. Das starre Festhalten an einst gelernten Verfahren ist zum Beispiel mit ein Grund, warum auch heute noch Psychoanalyse mit 300 Sitzungen von den gesetzlichen Krankenkassen finanziert wird. Selbst ein Neueinsteiger auf dem Gebiet der Reinkarnationstherapie (ohne Studium) benötigt nur einen kleinen Bruchteil dieser Zeit, um eine vollständige Heilung zu erreichen. Nach 300 Stunden Psychoanalyse ist der Patient meist in der Lage zu erkennen, wer die Schuld für seine Störungen trägt und warum er Probleme hat. Diese Erkenntnisse helfen ihm jedoch wenig.

Die meisten psychotherapeutischen Schulen haben eines gemeinsam, nämlich die unnötige Verkomplizierung der Therapie. Statt auf den Kern der Sache zu kommen, werden zunehmend mehr Komponenten ins Spiel gebracht, die den therapeutischen Prozess unnötig verlängern. Leider ist dieser Trend auch zunehmend bei der Hypnose und Regressionstherapie bemerkbar. Im DK-Verfahren, wie es in diesem Buch beschrieben ist, steuern wir auf direktem Weg die Situationen an, die eine Heilung und Harmonisierung ermöglichen.

Trauma & Co
Beispiel psychologisches Trauma

Der Zustand, der in der wissenschaftlichen Psychotherapie als psychologisches Trauma (seelische Wunde) bezeichnet wird, eignet sich gut, um einen möglichst klaren Einblick in den Mechanismus der Regressionstherapie zu geben. Zu einer psychischen Traumatisierung kommt es, wenn ein Ereignis die psychischen Belastungsgrenzen eines Menschen übersteigt und es dadurch nicht verarbeitet werden kann. In der Regel sind dies lebensbedrohliche Situationen, Gewalt, Mord, Naturkatastrophen, Krieg, Vergewaltigung etc. Ausschlaggebend ist nicht der objektive Grad einer Bedrohung oder Verletzung, sondern das subjektive Empfinden der betroffenen Person. Was den einen Menschen zu Tode erschreckt, kann einen anderen völlig unberührt lassen. Eine Traumatisierung ist jederzeit möglich, auch ohne Gewalt, Krieg und Katastrophen. Besonders anfällig für Traumatisierungen sind kleine Kinder, bedingt durch ihre kurze Lebenserfahrung. Allein die Trennung eines Säuglings von der Mutter kann ein Trauma für das Kind darstellen.

Ein psychisches Trauma kann schwerwiegende Folgen für den betroffenen Menschen haben. Die Folgen können sofort auftreten, aber auch noch Jahrzehnte später. Besonders kompliziert wird es, wenn die traumatisierende Situation verdrängt/vergessen wurde. Die psychologische Auflistung der Folgen einer Traumatisierung erspare ich mir hier, da sie für unser Verfahren irrelevant sind. Der entscheidende Punkt einer Traumatisierung ist die Tatsache, dass der betroffene Mensch Informationen aufgenommen hat, die nicht richtig verarbeitet wurden. Was bedeutet dies nun genau?

Wir sind einem ständigen Strom von Informationen/ Sinnesreizen ausgeliefert, 24 Stunden am Tag, rund um die Uhr. Diese Flut von Informationen durchläuft verschiedene Filter. Bewusst nehmen wir nur die Informationen wahr, die eine bestimmte Reizschwelle überschreiten. Wäre dem nicht so, würden wir im Informationsfluss untergehen. Die Reizschwellen sind individuell verschieden. Überschreitet nun eine Information, ein Sinnesreiz diese Schwelle, richten wir unsere bewusste Aufmerksamkeit darauf und analysieren/verarbeiten diesen Reiz.

Wenn jetzt in diesem Moment, da Sie diese Zeilen lesen, plötzlich ein lautes Explosionsgeräusch auf der Straße Ihre Aufmerksamkeit erregen würde, würden Sie wahrscheinlich aufstehen und zum Fenster rausschauen, um nachzusehen, was los ist. Sie würden möglicherweise feststellen, dass es sich um eine Fehlzündung eines vorbeifahrenden PKW gehandelt hat, sich wieder setzen und weiterlesen. Somit hätten Sie diesen Reiz, diese Information optimal verarbeitet.

Das gleiche Geräusch jedoch von einem Revolver verursacht, der auf Ihren Kopf gerichtet ist, in einer ernstzunehmenden Situation, würde Ihre Belastungsgrenze wahrscheinlich überschreiten. Ihr Bewusstsein würde durch den Stress dermaßen eingeschränkt, dass eine optimale Verarbeitung nicht möglich wäre. Wahrscheinlich wären Sie dann traumatisiert. Die Folgen davon könnten sehr verschieden sein. Möglicherweise würde jede Explosion die alten Ängste wieder heraufbeschwören. Der Anblick einer Waffe würde Ihnen den Schweiß auf die Stirn treiben und Panikattacken auslösen. Es könnte sein, dass Sie fortan Situationen meiden, die Sie bewusst oder unbewusst an eben diesen Vorfall erinnern.

Nun könnte man zu verhaltenstherapeutischen Maßnahmen greifen und Sie mehrere Tage lang mit endlosen vielen Explosionsgeräuschen beschallen. Sie würden sich schnell an diese Geräusche gewöhnen und hätten zumindest einen Teil des Traumas, zwar nicht richtig verarbeitet, aber integriert. Der Nachteil: Wahrscheinlich hätten Sie dann ein Knalltrauma.

Besser ist es, dem Bewusstsein die Gelegenheit zu geben, das Versäumte nachzuholen. Praktisch würde dies so aussehen, dass Ihre Aufmerksamkeit in die Vergangenheit geführt wird, genau in die Situation, die damals nicht verarbeitet wurde. Sie würden diese Situation mehrmals durchlaufen, der innere Stress würde sich lösen und Sie könnten das Leben wieder genießen. Und das möchte ich hier noch mal besonders betonen - dieses Erlebnis würde Ihnen nie wieder Sorgen bereiten. Dieser ganze Prozess dauert mit Hilfe des DK-Verfahren ca. 1 bis 2 Stunden.*[1]

In unserem Verfahren geht es in erster Linie um Prozesse, die Inhalte interessieren uns weniger.

Latente Programme

Jedes Wesen wurde von der Natur mit einem äußerst starken Überlebenstrieb ausgestattet. Wenn ein Wesen geboren wird, hat es nur eins im Sinn: überleben um jeden Preis. Wir Menschen haben den Vorteil, dass wir zusätzlich noch mit etwas ausgestattet wurden, was man Verstand nennt. Allerdings hat, wer immer uns den Verstand gegeben hat, es versäumt, auch eine funktionierende Gebrauchsanleitung mitzuliefern. So beschränkt sich der Großteil der Menschheit darauf, seinen Nachkommen das aufzubürden, was sie selbst von Ihren Erziehern mitbekommen hat, z.B. Angst und Schuldgefühle.

Selbst wenn wir den Gedanken der Reinkarnation außer Betracht lassen und uns Menschenschicksale vom Zeitpunkt der Zeugung an anschauen, kommen wir unweigerlich zu der Erkenntnis, dass es nicht das „Böse“ ist, das den Menschen zu dem macht, was er ist, sondern mangelnde Bewusstheit und fehlende Achtsamkeit.

Während bei Traumatisierungen die Zusammenhänge auch von Laien überwiegend logisch nachvollzogen werden können, sind die Auswirkungen von sogenannten latenten Programmen nahezu vollkommen unvorhersehbar. Als latente Programme bezeichne ich hauptsächlich Wortprogrammierungen, die ein Mensch in Zeiten von Bewusstlosigkeit oder eingeschränkter

Bewusstheit aufnimmt. Im Prinzip passiert bei solchen Programmen etwas Ähnliches wie bei einem posthypnotischen Befehl.

Schauen wir uns zunächst die Wirkungsweise eines posthypnotischen Befehls an. Gibt man einer Person, die sich in einem geeigneten Zustand der Hypnose befindet, zum Beispiel die Suggestion *„Immer wenn du das Wort Blumentopf hörst, wirst du zum Fenster gehen und das Fenster öffnen, sofern du dich in einem Raum mit Fenstern befindest.“,* wird sie diese Suggestion ausführen und jedes Mal bei dem Wort Blumentopf ein Fenster öffnen, sofern sich ein solches in der Nähe befindet. Fragt man diese Person nach dem Grund, warum sie das tut, wird sie einen für sie plausiblen Grund nennen. Diese Versuchsperson wird bei Wiederholung immer wieder Gründe für ihr Verhalten finden.

Es ist mittlerweile eine erwiesene Tatsache, dass, bevor bevor ein Mensch sich bewusst entscheidet etwas zu tun, sein Unbewusstes diese Entscheidung schon Sekundenbruchteile vorher gefällt hat. Man kann dies anhand von Messungen der Nervenimpulse nachweisen. Es kommt auch vor, dass die Versuchsperson nicht auf den Auslöser Blumentopf reagiert, aus welchen Gründen auch immer. Ein verantwortungsbewusster Versuchsleiter würde diese Suggestion in jedem Fall wieder auflösen. Ganz gleich ob es zu einer Reaktion kam oder nicht. Warum?

Eine solche Suggestion stellt, wenn sie nicht zurückgenommen wird, ein sogenanntes **latentes Programm** dar. Es handelt sich dabei um eine Programmierung, die aktiviert werden kann, wenn sie auf unbewusster Ebene stimuliert wird. Es könnte nach Jahrzehnten noch dazu kommen, dass unsere Versuchsperson etwas erlebt, das sie unbewusst an den posthypnotischen Befehl erinnert und diesen aktiviert. So können Zwänge entstehen.

Wie sieht so etwas im praktischen Leben aus? Herr S., 38 Jahre alt, konnte schon seit mehr als einem Jahr das Haus nicht mehr alleine verlassen, ohne von heftigen Panikattacken heimgesucht zu werden. Seine Frau musste ihn zur Arbeit bringen und wieder abholen. Die Panikattacken traten nur auf, wenn er ohne Begleitung das Haus oder die Gebäude seiner Arbeitsstelle verließ. Er konnte sich in den Supermarkt bringen lassen und alleine alle Einkäufe tätigen. Sobald er jedoch den Supermarkt verlassen sollte und niemand ihn vor der Tür erwartete, geriet er in Panik.

Er hatte verschiedene psychotherapeutische Behandlungen ohne nennenswerte Besserung hinter sich gebracht. Seine Lebensqualität war auf dem Nullpunkt und immer öfter verfiel er in depressive Gedankengänge. Während einer ca. zweistündigen Sitzung wurde er aufgefordert, in die Situation zurückzugehen, in der ihm die Angst zum ersten Mal bewusst wurde. Nach einigen gezielten Fragen beschrieb er eine Situation, in der er Zeuge eines Autounfalls war, bei dem ein Mädchen auf einem Fahrrad von einem Auto erfasst wurde. Er selbst war an dem Unfall völlig unbeteiligt (hier handelt es sich, wie in den meisten Fällen, um die auslösende Situation). Er wurde aufgefordert, noch weiter zurückzugehen, und zwar in eine Situation, in der gleiche oder ähnliche Gefühle eine Rolle gespielt haben. Daraufhin schilderte er ein Erlebnis, als er fünf oder sechs Jahre alt war. Seine Familie lebte an einer stark befahrenen Straße. Der Hof, auf dem er als Kind spielte, mündete übergangslos im Straßenverkehr. In einem unbeaufsichtigten Moment lief er hinaus auf die Straße und wurde beinahe von einem Pkw erfasst. Er verursachte dadurch einen Auffahrunfall. Zu diesem ganzen Schrecken kam noch eine Tracht Prügel von der geschockten Mutter hinzu. Sie beschimpfte ihn und schrie ihn an, dass er tot sei, wenn er allein auf die Straße ginge.

Hier lag der Schlüssel zum Verhalten von Herrn S. Der Schrecken, die Geräusche der aufeinanderfahrenden Autos, der körperliche Schmerz durch die Prügel der Mutter und nicht zuletzt die Worte „Du bist TOT, wenn Du allein auf die Straße gehst.“

Diese Situation wurde mehrmals durchlaufen, bis das ganze Erlebnis in allen Einzelheiten erinnert wurde. Direkt im Anschluss wurde noch eine Harmonisierung durchgeführt (dazu kommen wir noch) und die Sache war erledigt. Herr S. konnte alleine und ohne Angst den Heimweg antreten - er konnte es selbst nicht glauben.

Diese Art Ängste zu lösen, benötigt nur wenig Zeit und bringt eine sofortige und vollständige Heilung. Wie wir sehen werden, geht es mit dem DK-Verfahren noch eleganter und schneller, da wir hier ohne Umwege arbeiten und direkt zur Sache kommen. Wie genau eine solche Sitzung durchgeführt wird, dazu kommen wir ausführlich im praktischen Teil dieses Buches. Wenn Sie sich nun noch einmal an unser posthypnotisches Experiment erinnern, werden Sie einige Parallelen erkennen.

In unserem Experiment war es der hypnoide Zustand, der das Bewusstsein einschränkte. Im Fall von Herrn S. waren es der Schock und der Stress des Unfalls sowie die, durch sein damaliges Alter bedingte, geringe Lebenserfahrung, die das Bewusstsein einschränkten. Im Experiment wurde eine klar definierte Suggestion gegeben. In unserem Fall waren es die Worte der Mutter: „Du bist tot, wenn du alleine auf die Straße gehst.“ Im Experiment war das Wort “Blumentopf“ das Signal, der Auslöser zu reagieren. Im Fall des Herrn S. war es der Unfall mit dem Mädchen, der nach vielen Jahren die Worte der Mutter aktivierte. Die Reaktionen waren Angst und Panik, wenn er allein auf die Straße musste.

Wie viele Menschen leiden unter ähnlichen Erlebnissen, werden jahrelang mit chemischen Giften zugrunde gerichtet, verfallen schließlich in Depressionen, nur weil die Ursache unentdeckt bleibt? Ein Grund mehr, dieses Wissen so schnell wie möglich zu verbreiten und anzuwenden. Dazu bedarf es keiner jahrelangen therapeutischen Ausbildung, der gesunde Menschenverstand genügt. Das kann jeder in wenigen Stunden erlernen.

Die möglichen Folgen von Wort-Programmierungen sind

unendlich. Hier ist es wichtig, ganz gezielte Fragen zu stellen, um den Klienten von seinem Leid zu befreien. Das heißt, Sie müssen die Wirkungsweise von Programmierungen genau kennen und dürfen sich nicht von Inhalten ablenken lassen. Solche Programmierungen können auch als Handlungsanweisungen fungieren. Dies kann sogar so weit gehen, dass sie die gesuchte Situation unzugänglich machen.

Hierzu ein Beispiel:
Bei einer Rückführung, die tadellos läuft, kommt der Klient in eine Situation, in der plötzlich keine Wahrnehmungen mehr vorhanden sind. Alle Versuche, wieder bis zu dieser Situation vorzudringen, scheitern. Wie sich später herausstellte, war es eine Situation, als der Klient sich noch im Bauch der Mutter befand. Bei einem Streit der Eltern schrie die Mutter den Vater an: *„Verschwinde und lass dich nie wieder sehen hier!“*

Der Klient befolgte also die Worte der Mutter wörtlich, indem er die Situation verließ und einen neuen Einstieg blockierte. Solche Reaktionen sind sehr typisch, und man trifft sie immer wieder. Ganze Bücher könnte man füllen mit solchen und ähnlichen Beispielen. Wichtig für unsere Arbeit ist zu wissen,

dass jedes gesprochene Wort, das im Zustand eingeschränkter Bewusstheit empfangen wird, ein latentes Programm darstellt.

Wie diese Worte letztendlich ausgelegt werden, kann man nicht mit Sicherheit vorhersagen. Es gibt Menschen, die plötzlich aus unerklärlichen Gründen einen Zwang verspüren, irgendetwas Bestimmtes zu tun, zum Beispiel ständig zu kontrollieren, ob sie auch alle Türen und Fenster verschlossen haben, alle Elektrogeräte ausgeschaltet sind usw. Solche Zwänge können Ausmaße annehmen, die das normale Leben stark beeinträchtigen. Die wissenschaftlich vermuteten Ursachen hierfür reichen von Hirnstoffwechselstörungen bis zu genetischen Defekten. Dementsprechend werden diese Menschen auch mit Medikamenten versorgt. Ich kann Ihnen nicht sagen ob diese Dinge wirklich eine Rolle spielen. Ich vermute aber, dass der Hirnstoffwechsel vor Auftreten der Zwänge bei diesen Menschen nicht untersucht wurde. Was ich Ihnen sagen kann, ist, dass alle Zwänge, mit denen ich bisher zu tun hatte, die Folgen von Programmierungen waren, meist empfangen in Zeiten stark eingeschränkter Bewusstheit. Bei ausnahmslos allen dieser Menschen lösten sich die Zwänge in dem Moment, da Ihnen die Programmierung bewusst wurde. Und dies trotz Hirnstoffwechselstörungen und genetischen Defekten. Möglich wäre natürlich, dass ich nur die Ausnahmen erwischt habe.

Zu eingeschränkter Bewusstheit zählen Bewusstlosigkeit, Narkosen, Schock, starker Stress, sowie Rausch und Vergiftungszustände. Auch die vorgeburtliche und frühkindliche Phase (die stumme Phase, bevor ein Kind sprechen lernt), können als eingeschränkte Bewusstheit angesehen werden. Interessant ist in diesem Zusammenhang die Tatsache, dass Erlebnisse gespeichert werden, die erst mit dem Erwerb der Sprache, den Moralvorstellungen etc. Aktivität entwickeln. Ein gewaltfreier, sexueller Missbrauch bei Kleinkindern führt beispielsweise erst zu Komplikationen, wenn die entsprechenden Moralvorstellungen herangereift sind.

Programmierungen müssen jedoch nicht immer mit traumatischen Erlebnissen verbunden sein. Entscheidend ist immer der Wert, den der Betroffene dem Erlebnis beigemessen hat. Wie schon erwähnt, kann allein die kurzfristige Trennung eines Neugeborenen von der Mutter eine traumatische Erfahrung für das Kind darstellen.

Ein weiteres wichtiges Thema sind Erziehungsmuster und die sich daraus bildenden Glaubenssätze. Hierauf sind meist Schuldgefühle sowie Gefühle von Wertlosigkeit zurückzuführen. Zum Thema Schuldgefühle sei noch bemerkt, dass sich Kinder immer schuldig fühlen, wenn die Eltern in einer unharmonischen Beziehung leben.

Der Einfluss früherer Leben

Ähnlich, wie prägende Erfahrungen in diesem Leben das Befinden und die Reaktionen eines Menschen beeinflussen, können dies auch subjektiv empfundene Erlebnisse aus früheren Leben tun. Besonders stark wirken hier Folter, gewaltsamer Tod, Verrat, Versprechen und Schwüre, um nur einige zu nennen. Manchmal scheinen Seelen sich über mehrere Inkarnationen immer wieder zusammenzufinden, um bestimmte Lernaufgaben zu absolvieren, alte Schuld abzutragen oder weil sie in einem früheren Leben Bündnisse geschlossen haben.

Im folgenden Fall handelte es sich um ein junges Paar, das weder zusammen noch voneinander getrennt leben konnte. Der Mann, ein Argentinier, lebte seit ein paar Jahren in Deutschland, wo er seine deutsche Freundin kennenlernte. Die beiden lebten ein paar Wochen zusammen, trennten sich, um nach wenigen Tagen wieder zusammenzukommen, sich wieder zu trennen usw., ein Spiel ohne Ende. Sie konnten weder zusammen noch getrennt leben. Hinzu kam, dass ihm, dem Argentinier, einige Orte in Deutschland sehr vertraut vorkamen, obwohl er sie vorher nie gesehen hatte. Beide wurden getrennt voneinander zurückgeführt, mit dem Auftrag, das Leben zu finden, welches für ihr Dilemma verantwortlich war und in dem sie schon einmal zusammen waren, falls es ein solches Leben gibt.

Das Ergebnis war faszinierend, die Schilderung der beiden deckte sich nahezu zu 100%, selbst in belanglosen Kleinigkeiten.
Sie lebten als junges Paar im zweiten Weltkrieg in einer deutschen Stadt. Er wurde während eines Fronturlaubs quasi von der Straße weg zu einem Einsatz eingesammelt. Ihm blieb nicht einmal mehr Zeit, seine Frau zu informieren. Als er später aus Gefangenschaft in seine Heimatstadt zurückkehrte, lag alles in Schutt und Asche, seine Frau fand er nie wieder. Die Frau arbeitete nach der Trennung noch einige Monate in einem

Lazarett, wo sie an den Kriegsfolgen verstarb.

In diesem Fall hat sich ein Großteil der Fakten, wie zum Beispiel Straßennamen der Heimatstadt, Details des Kampfeinsatzes in Polen usw., bestätigt. Dem Mann wurden viele Dinge klar, unter anderem auch, warum er als kleiner Junge in Argentinien bei Militärparaden anfing, Hakenkreuze zu zeichnen. Diese Rückführung half den beiden, ihre Schuldgefühle und ihr Misstrauen dem Partner gegenüber aufzulösen.

Solche Geschichten sind zweifellos sehr interessant, doch darf das eigentliche Ziel nicht aus den Augen verloren werden. Das Ziel sollte immer darin bestehen, die beteiligten Personen zu bestmöglichen Erkenntnissen zu führen und ihnen eine optimale Wahl- und Entscheidungsfreiheit zu ermöglichen. In dem gerade beschriebenen Fall lösten sich die Schuldgefühle des Mannes und das Misstrauen der Frau in dem Moment, als beide sich Ihre Erlebnisse erzählten.

Die gleichen Dinge hätten sich im Prinzip auch innerhalb eines Lebens abspielen können. Die Resultate wären wahrscheinlich ebenfalls Misstrauen und Schuldgefühle gewesen. Die einzelnen Schritte zur Auflösung und Harmonisierung wären auch hier nach den gleichen Prinzipien durchzuführen. Mit dem Unterschied, dass hier kein früheres Leben erwähnt würde.

Wie Sie sehen, können wir uns getrost von den Bergriffen Regression und Reinkarnation verabschieden. Derartige Begriffe können eine Therapie extrem behindern, wie ich im Folgenden zeigen werde. Mir ist schon früh in meiner Praxis aufgefallen, dass Menschen mit bestimmten Begriffen auch ganz bestimmte Erwartungen verknüpfen.

Ein Beispiel aus der Hypnose:
Wenn ein Klient weiß, dass er hypnotisiert werden soll, erwartet er etwas ganz Bestimmtes. Und gerade bei dem Thema Hypnose sind diese Erwartungen meist vollkommen falsch. Die Mehrheit der Menschen verbindet Hypnose mit

Bewusstlosigkeit, Willenlosigkeit und anderen Sensationen, wie sie von den Medien vorgegaukelt werden. Selbst wenn man den Klienten bestmöglich aufklärt, kann man diese Erwartungen nicht aus der Welt schaffen. Es handelt sich hierbei um unbewusst gespeicherte Vorstellungen, gegen die rationale Erklärungsversuche machtlos sind. Selbst wenn Sie Hypnose nur aus einem schlechten Roman kennen, haben Sie sich entsprechende innere Bilder gefertigt, die Ihre wirklichen Erwartungen bestimmen. Besser, als stundenlange Aufklärung zu betreiben, ist es, einfach mit der Arbeit zu beginnen, ohne das Wort Hypnose zu erwähnen und auf die allgemein bekannten Induktionsmethoden zu verzichten.

Den Lesern, die mir jetzt Unverantwortlichkeit und Manipulation vorwerfen, kann ich nur erwidern: Hören Sie auf zu diskutieren, befreien Sie sich aus Ihrem Gedankengefängnis und seien Sie bestrebt, Ihrem Klienten das zu geben, was er wirklich benötigt. Der Rest erledigt sich von selbst.

Dem gleichen Phänomen begegnen wir bei der Reinkarnationstherapie, Regressionstherapie und ähnlichen Verfahren. Der Klient legt sich in Erwartung einer Rückführung hin und lauscht den Anweisungen des Therapeuten, aber nichts geschieht. Warum? Weil der Klient auf etwas ganz Bestimmtes wartet, das jedoch in vielen Fällen auf sich warten lässt. Die glücklichen Ausnahmen sind die Menschen, die von Natur aus sehr gut visualisieren können und über eine große innere Flexibilität verfügen.

In der Regel beginnen die meisten Rückführungstechniken mit einer Entspannungsphase, in der das menschliche Gehirn vermehrt Alphawellen produziert. Dies ist ein leichter hypnoider Zustand, der den Zugang zum Unterbewusstsein erleichtern soll.
Aber gerade Menschen mit psychischen Problemen tun sich oftmals schwer, wenn Entspannung verlangt wird. Unflexible Therapeuten verordnen dann meist eine Vorbereitung, die darin besteht, Entspannung zu üben. Eine zeitaufwendige und kostspielige Sache für den Klienten. Schuld an dem ganzen

Dilemma sind wiederum falsche Erwartungen.

Tatsache ist, jeder Mensch kann von Natur aus entspannen und jeder Mensch kommt von Natur aus in den Alphazustand, völlig leicht und unbeschwert. Da gibt es nichts zu lernen und zu üben, es sei denn, man will diese Zustände über die Wege der falschen Erwartungen betreten, dann kann es zu einer langwierigen und schwierigen Aufgabe werden.

In unserem DK-Verfahren kümmern wir uns weder um Entspannung noch um Alphazustände.

Dies sind Dinge, die wir dem Unbewussten des Klienten überlassen, welches besser weiß, ob und in welchem Maß Entspannung und Alphazustand notwendig sind.

Eine Frage an Sie: Wenn ein Klient zu einem Reinkarnations-Therapeuten kommt und ihm seine Probleme schildert, woher weiß der Therapeut, dass die Ursachen des Problems in einem früheren Leben liegt? Sie wissen es nicht? Ich auch nicht. Aus diesem Grund frage ich mich immer, warum Reinkarnations-Therapeuten jeden Menschen mit Rückführungen beglücken wollen.

Wie Sie sehen, können Worte und Begriffe sehr irreführend sein.
Aus diesem Grund sollte die Fragestellung nicht lauten: „In welchem Deiner früheren Leben liegt die Ursache für…..?“ Sondern:

„Welche Situation benötigen wir, um wieder in Harmonie zu kommen?“

Diese Frage sollten Sie sich merken, es ist die Einstiegsfrage des DK-Verfahrens.

Die spirituelle Seite der Reinkarnation

Bevor man sich mit wehenden Fahnen irgendeiner der vielen verschiedenen Reinkarnationslehren anschließt, sollte man sich darüber klar sein, dass es sich letztendlich um eine Sache des Glaubens handelt. Selbst die angeblich gut belegten Fälle von Wiedergeburt, die gerade in Indien immer wieder für Schlagzeilen sorgen, sind nur für die unmittelbar Betroffenen Realität. Der persönliche Glaube scheint der gestaltende Faktor zu sein, der bestimmt, was das Individuum erlebt. Hierzu ein paar Tatsachen aus der Praxis.

Der Tod

Nahezu alle Menschen schildern Todeserlebnisse in folgender Weise.

1. Das Austreten aus dem Körper
Hier gibt es verschiedene Versionen. Auf die Frage: „Wie genau verlässt du deinen Körper?“ Werden hauptsächlich folgende Austritte geschildert:

- seitliches Herausrollen, links oder rechts;
- als Ganzes herausschweben, über dem Körper schweben;
- nach hinten oder vorne heraussteigen, so als würde man eine alte Haut abstreifen;
- aus dem Herzchakra, dem Stirnchakra, dem Scheitelchakra.

2. Kurzes Verweilen beim Körper
Man sieht den Körper daliegen, hat aber keinerlei besondere Beziehung mehr zu ihm. In der Regel wird der Austritt immer als Erleichterung empfunden. Man kann die Geschehnisse um dem Körper herum wahrnehmen.

3. Der Verstorbene entfernt sich vom Körper
Die meisten Menschen schildern hier, wie sie von einem Licht

angezogen werden oder durch einen Lichttunnel schweben, bis sie irgendwann in einem Meer von Licht zur Ruhe kommen. Auf dem Weg ins Licht durchlaufen sie eine Art Erkenntnisprozess, Fehler werden eingesehen usw. Das Licht wird als sehr angenehm empfunden, und man möchte gern für immer dort verweilen. Dann folgt das Bewusstsein, dass man erneut inkarnieren muss. In den meisten Fällen wissen die Betroffenen, was der Sinn und Zweck ihrer erneuten Inkarnation sein wird.

Diese zweite und dritte Phase wird von einigen Menschen aber auch ganz anders geschildert. In manchen Fällen wird der Verstorbene von früher verstorbenen Verwandten abgeholt und ins Licht geführt. Bei anderen sind es Engel oder andere himmlische Wesen. Auch gibt es Schilderungen, bei denen sich der Betroffene nach dem Austritt überwiegend von der Natur angezogen fühlt und sehr intensive naturbezogene Erfahrungen schildert. Wieder andere verschwinden in der Unendlichkeit des Alls und finden sich plötzlich in einem neuen Körper wieder.

Menschen, die Selbstmord verübt haben, fehlt das Lichterlebnis grundsätzlich völlig. Sie haben meist keine angenehmen Nachtoderfahrungen und scheinen sehr rasch erneut zu inkarnieren. Aber auch hier gibt es Ausnahmen. Handelt es sich um einen Selbstmord aus Ehre, wie zum Beispiel Seppuku der japanischen Samurai, passen die Nachtoderlebnisse wieder ins gewohnte Bild. Dies scheint ein eindeutiger Hinweis zu sein, dass kulturelle Erziehung und persönlicher Glaube die ausschlaggebenden Rollen spielen.

Darüber hinaus gibt es auch durchaus glaubwürdige Schilderungen, in denen zwei Personen unabhängig voneinander das frühere Leben ein und derselben Person schildern. Spätestens hier muss unser rationaler Verstand passen. Möglicherweise setzt sich die menschliche Seele aus vielen Fragmenten (Einzelseelen) zusammen und das gerade dominierende Fragment schildert seine Erfahrungen. Dies wäre zum Beispiel auch eine Erklärung für das Phänomen der multiplen Persönlichkeiten. Auch die "Teileverhandlung" manacher psychotherapeutischer Methoden könnte so logisch erklärt werden.

Praxis

Zunächst beschreibe ich nun eine Rückführungstechnik, die ich früher selbst angewendet habe. Mittlerweile bin ich jedoch auch von dieser Methode abgekommen. Allerdings eignet sie sich sehr gut für den Neueinsteiger, weil hier alle wichtigen Elemente deutlich werden. Auch die Profis werden hier mit Sicherheit viele wertvolle Anregungen finden.

Vorbereitung für Rückführungen

Hinweis: Das in diesem Teil geschilderten Verfahren ist nur für Menschen geeignet, denen entsprechender Therapiestress zugemutet werden kann. Für Menschen mit Herzschwächen, Asthma, Allergien, Psychosen, Kinder usw. gelten besondere Regeln. Im Zweifelsfall ist immer erst fachärztlicher Rat einzuholen. Klären Sie im Vorgespräch die gesundheitliche Situation des Klienten ab. Insbesondere hinsichtlich Anfallserkrankungen, Asthma, Herz-Kreislauferkrankungen, Psychosen und Diabetes sollte gegebenenfalls fachärztlicher Rat eingeholt werden.

Das Ziel der Rückführung sollte von dem Klienten klar definiert werden. Geben Sie sich nicht mit Negativformulierungen zufrieden, wie zum Beispiel: „Ich möchte nicht mehr dies und jenes..." Im Bedarfsfall fragen Sie Ihren Klienten zum Ziel. Beispiel: *„Sie möchten nicht mehr dies und jenes, was möchten Sie statt dessen?" Und: „Woran werden Sie erkennen, dass Sie Ihr Ziel erreicht haben?"*

Hinterfragen Sie getilgtes, generalisiertes und verzerrtes Material. Falls Sie nicht wissen, was das ist, hier eine kurze Erklärung: Jeder erwachsene Mensch verfügt über ein gewisses Grundmuster der Kommunikation. In der Regel sind dies kommunikative Verhaltensmuster, die unbewusst ablaufen. Es gibt Menschen, die intuitiv optimale Muster einsetzen und damit sehr erfolgreich kommunizieren. Allerdings gibt es auch das Gegenteil. Zwei geniale Amerikaner, Richard Bandler und John Grinder haben diese Muster analysiert und verschiedene Gesetzmäßigkeiten herauskristallisiert. Daraus entstand eine sehr umfangreiche und äußerst wirksame Werkzeugsammlung, die unter dem Namen NLP bekannt wurde (**N**euro**l**inguistisches **P**rogrammieren). Es gibt wie immer im Leben Kritiker, die NLP von unwirksam, unwissenschaftlich bis hin zu äußerst gefährlich manipulativ einstufen. Meist handelt es sich hierbei um Menschen, die NLP nie richtig gelernt und erfahren haben (Klugscheißer).

Sie müssen keine teure NLP Ausbildung absolvieren, es sei denn, Sie wollen NLP-Profi werden. NLP lernt man am effektivsten, wenn man die einzelnen Techniken Schritt für Schritt in seinen Alltag einfließen lässt und vor allen Dingen an sich selbst probiert und so erfährt, was möglich ist.

Man sollte seine Kommunikation nicht dem Zufall überlassen. Aus diesem Grund füge ich für Sie ein paar Hinweise ein, welches NLP-Thema an dieser Stelle von großem Nutzen ist. Geben Sie diese Themen einfach in eine Suchmaschine ein (z.B. bei Google), dort finden Sie exakte Anleitungen. Sollten Sie zu den bequemeren Menschen gehören, die sich ihre Bequemlichkeit auch etwas kosten lassen, können Sie auch ein komplettes, auf diese Arbeit zugeschnittenes Trainingsprogramm beim Phoenix Institut bestellen. Die Adresse finden Sie im Anhang.

Kurzerklärung
Tilgung:
Wenn Ihr Klient erklärt, er habe Angst, dann hat er einige wichtige Informationen getilgt. Meist ist ihm das selbst nicht bewusst. Um dieses getilgte Material zu erschließen, fragen Sie zum Beispiel: *„Wovor ängstigen Sie sich?“* Zudem hat er aus einem Prozess ein Ereignis gemacht (nominalisiert). Sich ängstigen ist etwas Vorübergehendes. Angst dagegen ist etwas Statisches, Andauerndes.

Verzerrung:
Die eben erwähnte Nominalisierung (Angst) zum Beispiel ist eine Verzerrung (von ängstigen). Wenn man das tatsächlich Vorhandene verzerrt und ihm somit eine andere Bedeutung gibt, spricht man von Verzerrung.

Generalisierung:
Wenn ein Psychotherapeut Ihnen 50 Stunden Therapie aufschwatzt, um Ihr Trauma zu lösen und Sie fortan glauben, alle Psychotherapeuten seien nur auf Geldverdienen aus, dann generalisieren Sie. Spaß beiseite - was eine Generalisierung ist wissen Sie bereits, ich habe es am Anfang des Buches erklärt. Also geben Sie bei Google ein Generalisierung, Verzerrung, Tilgung, NLP und Sie werden eine Menge guter Hinweise finden.

Informieren Sie sich über die familiäre und soziale Situation Ihres Klienten. Diese Informationen können Ihnen später enorm viel Zeitersparnis einbringen, da Sie sonst evtl. verschiedene Dinge bei der Rückführung mühsam erfragen müssen. Oberste Priorität haben Fragen nach Zeiten eingeschränkter Bewusstheit. Hierzu zählen:

- Narkosen,
- Bewusstlosigkeit,
- Unfälle,
- Schocksituationen,
- extremer Stress,
- Drogenrauschzustände und
- Traumatisierungen.

Wie Sie bereits wissen, sind dies Zustände, in denen möglicherweise latente Programme empfangen wurden. Weiterhin sollten Sie Informationen einholen über die pränatale Phase des Klienten. Wie verlief die Schwangerschaft? Gab es Abtreibungsversuche? War es ein Wunschkind? Gab es Komplikationen ? etc.

Kinder, die bereits in der Schwangerschaft abgelehnt werden, erhalten hier oftmals die ersten Traumatisierungen. Streitigkeiten der Eltern untereinander erzeugen oft Schuldgefühle beim Kind. Gewaltanwendungen in der Familie während oder nach der Schwangerschaft führen in der Regel dazu, dass das Kind die Rolle der dominierenden Person modelliert. Dies hängt damit zusammen, dass alle biologischen Systeme von der Natur mit dem Programm des Überlebens ausgestattet wurden. Dieses Programm hat oberste Priorität. Allerdings sind dies alles keine Endgültigkeiten, es gibt immer wieder Menschen, die auch ohne spezielle Therapie solche Situationen verarbeiten und anders reagieren.

In der Zeit von der Befruchtung bis zum Wissen der Mutter, dass sie schwanger ist, kann es, je nach Lebenswandel der Mutter, zu ganz unterschiedlichen Programmierungen kommen. Da die Mutter von der Schwangerschaft noch nichts weiß, nimmt sie keine Rücksicht. Die Möglichkeiten reichen hier vom Sportunfall bis zum Alkohol-, Medikamenten- oder Drogenmissbrauch.

Der Zeitpunkt, an dem die Mutter von der Schwangerschaft erfährt sowie der Moment, in dem sie dem Vater von der Schwangerschaft erzählt, kann jegliche Ablehnung dem Kind gegenüber (auch wenn es nur der erste sogenannte Schock ist und ja gar nicht so gemeint war) zu starken negativen Programmierungen führen: „Keiner mag mich!“; „Ich bin ja doch nur lästig!“ usw.

In der Zeit der hormonellen Umstellung (2. bis 4. Monat) wird die Mutter oft von Übelkeit und Erbrechen geplagt. Wenn Ihre Klienten sich äußern, wie eine schwangere Frau es in dieser Zeit tun würde, können Sie sich viel Arbeit sparen und diese Zeiten direkt ansteuern. Typische Äußerungen in dieser Zeit sind sinngemäß: mir ist hundeelend; am liebsten möchte ich sterben; mich kotzt alles an usw.

Jedes Wort, das bei Streitigkeiten zwischen den Eltern, bei Unfällen, Krankheiten usw. gesprochen wird, kann vom Unbewussten als Befehl verstanden werden und führt so zu entsprechendem Verhalten.

Frauen, die selbst schon eine Schwangerschaft unterbrochen haben, sollten diese Erlebnisse unbedingt aufarbeiten, bevor sie einer Rückführung mit Abtreibungserlebnissen beiwohnen, da es sonst zu schweren psychischen Störungen (Schuldgefühlen) kommen kann. Das Geburtserlebnis sollte immer besonders intensiv aufgearbeitet werden. Durch den besonderen Stress, die Schmerzen, insbesondere die der Mutter, werden auch hier besonders starke Programmierungen erzeugt. Gerade bei der Aufarbeitung des Geburtserlebnisses kann man erleben, wie stark Schmerzen eine Rückführung blockieren.

Sollten Sie einen Klienten haben, bei dem schon von Anfang an weder ein Hörrückruf noch ein visueller Rückruf möglich ist, erkundigen Sie sich nach eventuellen Operationen unter Narkose. Häufig werden Sie hier die Ursache der Blockierung finden. Bemerkungen der Ärzte oder des Pflegepersonals, wie zum Beispiel „Der ist weg, der merkt nichts mehr!", „Der ist ausgeschaltet!", „Die nimmt nichts mehr wahr!", „Die ist tot ..." usw., führen dazu, dass die Erlebnisse blockiert werden.

Es empfiehlt sich, den Klienten vorab einen Fragebogen mit diesen Fragen ausfüllen zu lassen. Achten Sie im Vorgespräch darauf, welches das bevorzugte Repräsentationssystem Ihres Klienten ist. Denken Sie daran: Um optimal zu kommunizieren, stellt man sich auf den jeweiligen bevorzugten Sinnes-Kanal ein und passt seine Äußerungen an.

„Ich <u>sehe</u> keinen Ausweg mehr, mir fehlt vollkommen der <u>Durchblick,</u> alles ist <u>aussichtslos</u>, ich kann mir das einfach nicht <u>vorstellen</u>." All diese sind visuelle Wörter.

„Das <u>klingt</u> gut, ich <u>hör</u> mir das geduldig an, ich bin <u>sprachlos."</u> Alle sind auditive Wörter.

„Das <u>haut</u> mich um, ich <u>fühle</u> mich wie <u>erschlagen</u>, ich <u>stecke fest."</u> All diese sind kinästhetische Wörter.

Benutzen Sie das gleiche Vokabular und ihr Klient fühlt sich verstanden. Googeln Sie nach: NLP bevorzugte Repräsentationskanäle.

Während des Vorgesprächs sollten Sie durch Ihre Fragen alle relevanten Physiologien bei Ihrem Klienten hervorrufen und sich darauf kalibrieren. Achten Sie auch auf inkongruentes Verhalten.

Hier kommt wieder NLP ins Spiel.

- Es gibt eine **Problemphysiologie.** Die sehen Sie, wenn Ihr Klient Ihnen sein Leid schildert.
- Die **Zielphysiologie** zeigt Ihnen Ihr Klient, wenn Sie ihn fragen, was er eigentlich will und wenn er diesen Zustand, den er anstrebt, innerlich erlebt.
- Die **Übergangsphysiologie** können Sie sehen, wenn Ihr Klient sich auf den Weg macht, wenn er aufgehört hat zu jammern und beginnt, sich vorzustellen, wie schön das Leben sein kann.
- Sich darauf **kalibrieren** bedeutet, dass Sie diesen Zustand in seiner Gesamtheit erfassen, um ihn später wiederzuerkennen.

Inkongruentes Verhalten zeigen Sie zum Beispiel, wenn Sie Ihrem Partner mit total gelangweilter Mine sagen, wie interessant sie seine Ausführungen finden. Inkongruentes Verhalten deutet darauf hin, dass es mindestens zwei konträre Meinungen/Interessen in der betroffenen Person gibt. Geben Sie bei Google die oben genannten Stichworte zusammen mit NLP ein. Lassen Sie sich aber bitte nicht durch die NLP-Hinweise abschrecken, Ihre Rückführungen funktionieren auch mit Ihrem jetzigen Kommunikationsverhalten. Aber wenn Sie wirklich gut werden wollen, erarbeiten Sie sich diese Techniken Stück für Stück. Ihre Arbeit kann dadurch nur besser werden. Schon nach kurzer Zeit werden Sie diese neuen Kommunikationsmuster automatisch einsetzen.

Eine Rückführungstechnik zum Üben

Die folgende Beschreibung dient Übungszwecken, damit Sie erste Erfahrungen sammeln können.

Die Anlaufphase

Nach dem Vorgespräch lassen Sie den Klienten eine bequeme Position einnehmen und beginnen mit der Anlaufphase. Rückführungen sollen immer in Bodennähe durchgeführt werden, niemals auf einer hochstehenden Liege. Ihr Klient könnte abstürzen und sich verletzen. Sie selbst sollten so sitzen, dass Sie den kompletten Körper des Klienten beobachten können, ganz besonders wichtig ist hier die Mimik. Der Raum sollte gut beheizt sein. Hat Ihr Klient die Augen noch offen, lassen Sie ganz beiläufig Formulierungen einfließen, wie zum Beispiel: *„Sie können die Augen ruhig schließen jetzt."* oder *„Sie brauchen die Augen nun nicht länger offenzuhalten."* Man nennt dies eine indirekte Suggestion zum Augenschließen, im Gegensatz zur direkten Suggestion: *„Schließen Sie jetzt ihre Augen."*

Direkte Suggestionen haben immer etwas Erzwungenes und reizen zum Widerstand, auch dann, wenn sie befolgt werden. Eine direkte Suggestion erzeugt auch immer eine gewisse Erwartung, dass etwas Bestimmtes geschehen muss. Aus diesem Grund gewöhnen Sie sich an, möglichst immer indirekt zu arbeiten. Benutzen Sie vorwiegend Formulierungen wie: „Sie können jetzt... Sie brauchen nicht länger.... Können Sie...?" usw.

Sie benötigen keine einleitende Entspannung, keine Fantasiereise, keine Hypnose. Warum das so ist, darauf komme ich später noch zu sprechen.

Als Nächstes lassen Sie Ihren Klienten ein schönes Erlebnis in seiner Kindheit finden. **(Auch dies ist später überflüssig und gilt nur zu Übungszwecken).**

„Sie können nun mit ihrer Aufmerksamkeit in der Zeit zurückgehen und mir ein schönes Erlebnis aus ihrer Kindheit schildern.“

Hier legen Sie ein paar Sekunden Pause ein. Nutzen Sie diese Zeit und beobachten Sie Ihren Klienten. Achten Sie insbesondere auf Augenbewegungen und Mimik. Nehmen Sie ein schönes Erlebnis, dadurch motivieren Sie ihn zur Mitarbeit. Auf keinen Fall sollte man jemanden zu einem klar definierten Datum zurückschicken, da man nicht weiß, was der Klient an dem betreffenden Tag erlebt hat. Nach einer Pause, die keinesfalls länger als eine Minute sein soll, fahren Sie fort: *„Was nehmen Sie wahr?“*

Beachten Sie, dass dies eine sinnesspezifisch neutrale Frage ist, die zudem impliziert, dass eine Wahrnehmung vorhanden ist.

Viele Therapeuten, auch Profis, machen schon hier den entscheidenden Formulierungsfehler und fragen: *„Was sehen Sie?“* Oder schlimmer noch: *„Sehen Sie etwas?“* Das Ergebnis: Wenn der Klient nicht visuell veranlagt ist, wird er nichts sehen. Oft sind Informationen im Vor-Bewussten vorhanden. Die Frage, „Sehen Sie etwas?“ führt dazu, dass der Klient sich selbst die Frage stellt „Sehe ich etwas?“, dies wiederum bewirkt in den meisten Fällen, dass die Wahrnehmung vollständig verschwindet.
Wie Sie sehen, sind es Kleinigkeiten mit großer Wirkung.

Sollte Ihr Klient an dieser Stelle nicht weiterkommen, finden Sie mögliche Alternativen und Lösungen in dem Kapitel Sonderfälle. In der Regel wird ihr Klient Ihnen hier von irgendeinem Erlebnis in seiner Kindheit berichten. Meist ist es so, dass hier normal erinnertes Material wiedergegeben wird. Ihr nächster Schritt besteht darin, Ihren Klienten tiefer in dieses Erlebnis einzuführen. Hier wechsele ich in der Regel vom SIE zum DU. Je nach Situation, die geschildert wird, fahren Sie fort mit einigen zur Situation passenden folgenden Fragen:

Orientierungsfragen:

- *Bist du allein?*
- *Wer ist bei dir?*
- *Wer ist links, rechts von dir,*
- *vor und hinter dir?*
- *Näher, weiter entfernt…?*

Sinnesspezifische Fragen
Kinästhetisch

- *Wie fühlt sich das an? (deine Füße auf dem Boden; was du in den Händen hältst; das Gewicht von…; warm; kalt usw.)*

Visuell

- *Welche Farbe?*
- *groß; klein...?*
- *Wie sieht es aus?*
  usw.

Auditiv

- *Wessen Stimme ist lauter?*
- *Was sagt er/sie?*
- *Hör mal genau hin, wie sich XY anhört!*
  usw.

Gustatorisch/olfaktorisch

- *Wie schmeckt das?*
- *Wie riecht das?*
- *Was schmeckt/riecht besser?*
  usw.

Sinn und Zweck dieser Fragen ist es, die Person immer tiefer in die jeweilige Situation hineinzuführen. Mit dem Beantworten der

Fragen geht der Klient automatisch in Trance. Der Vorteil dieser Vorgehensweise ist, dass Sie weder Entspannung noch Trance von Ihrem Klienten fordern. Es geschieht alles vollkommen von selbst und die Trancetiefe passt sich den jeweiligen Erfordernissen an. Würden Sie im Gegensatz dazu Ihren Klienten dazu auffordern, sich zu entspannen, in Trance zu gehen oder würden Sie versuchen, ihn zu hypnotisieren, würde dies Ihre Arbeit in vielen Fällen unnötig erschweren. Geben Sie Ihrer Arbeit den Rahmen einer ganz normalen Unterhaltung. Sprechen Sie ganz normal, so, wie Sie es sonst auch tun. Wenn Sie jemanden fragen, wie sein Urlaub war und alles ganz genau wissen wollen, reden Sie ja auch völlig normal - oder? Und hypnotisieren müssen Sie die Person auch nicht – stimmt ´s? Je exotischer und komplizierter Sie Ihre Arbeit gestalten, umso exotischer und komplizierter werden die Probleme und Hindernisse sein, mit denen Sie sich herumschlagen müssen. Seien Sie locker, es ist nur eine Unterhaltung, mehr nicht.

Sollte ihr Klient Schwierigkeiten haben die Fragen eines bestimmten Sinnessystems zu beantworten, ist ihre Flexibilität gefragt. Machen Sie nicht den Fehler und beharren Sie auf eine Antwort, das führt nur zu Widerstand und zusätzlichen Blockaden. An solchen Stellen sage ich zum Beispiel: „OK, das ist nicht so wichtig.“ und kehre zu einem Punkt zurück, an dem die Wahrnehmung noch gut war.

Beispiel: *„Okay, das ist nicht so wichtig, du befindest dich also …* (Hier folgt die Schilderung, die noch klar erlebt wurde) *Was gibt es da noch zu berichten?“* Hat der Klient den Faden wieder aufgenommen, verknüpfe ich ein Sinnessystem, das gut zugänglich ist, mit dem Sinnessystem, bei dem es mangelt. Das kann zum Beispiel so aussehen:

<u>Der Klient hat einen guten Sehrückruf, kann aber nichts hören:</u>
„Schau dir die Person, die gerade spricht, genau an. Schau dir das Gesicht genau an, du kannst sehen wie sich der Mund bewegt. Was sagt sie?“

<u>Der Klient hat einen guten Hörrückruf, kann aber nichts sehen:</u>

„Hör genau hin, wie sich das anhört, aus welcher Richtung es kommt und jetzt schau hin. Wie sieht es aus?“

Ich denke, dass Prinzip dürfte hiermit klar sein. Führt die Verknüpfung zu keinen brauchbaren Erfolgen, finden Sie weitere Möglichkeiten im Kapitel <u>Sonderfälle.</u>

Sie werden feststellen, je intensiver und konkreter Sie fragen, umso tiefer taucht die Person in das Ereignis ein. Achten Sie jedoch darauf, dass Sie die Führung nicht aus der Hand geben. Lassen Sie sich auf keine Diskussionen ein, dies gilt besonders für spätere Sitzungen, in denen es um die Aufarbeitung konkreter Erlebnisse geht.

Nachdem Ihr Klient sein Erlebnis geschildert hat, schicken Sie ihn weiter zurück: *„Löse dich nun aus dieser Situation und geh in der Zeit weiter zurück. Du wirst kleiner und jünger und fühlst dich sehr wohl. Geh nun zu dem Tag, als du zum ersten Mal ganz alleine gelaufen bist.“* Hier warten Sie nur wenige Sekunden und fragen dann zum Beispiel: *„Bist Du alleine oder ist jemand bei dir?“* Je nachdem wie die Antwort ausfällt, fragen Sie wieder verschiedene Sinnessysteme ab.

Die Reaktion der Menschen sind ganz unterschiedlich. Manche werden Ihnen spontan alle Einzelheiten schildern, bei anderen müssen Sie um jedes Wort kämpfen. Lassen Sie sich jedoch nicht entmutigen, das ist nur in der Anfangsphase so. Wenn Ihr Klient auch hier alles gut wiedergeben kann, ist der Weg frei für den nächsten Schritt.

„Nun löst du dich wieder aus dieser Situation und gehst weiter zurück. Du wirst kleiner und jünger und du fühlst dich sehr wohl dabei. Du gehst nun zurück in den Bauch deiner Mutter und findest auch dort einen Tag, an dem du dich sehr wohl gefühlt hast …jetzt.“ Wenige Sekunden Pause. *„Was nimmst du wahr? Geht es dir gut? Wie fühlst du dich?“*

Achten Sie auch hier wieder auf die kleinen Unterschiede der Formulierungsmöglichkeiten. Sie lassen Ihren Klienten nicht nach einem Tag suchen, sondern Sie lassen ihn den Tag finden. Betonen Sie immer wieder, dass er sich wohlfühlt auf seiner Reise. Nachdem Sie den Auftrag gegeben haben, einen schönen Tag zu finden, machen Sie maximal fünf Sekunden Pause und fragen nach der Wahrnehmung. Die Frage nach der Wahrnehmung verknüpfen Sie unmittelbar mit der Frage nach dem Befinden: *„Geht es dir gut? Wie fühlst du dich?“* Aus folgendem Grund: Das Unbewusste verfügt über alle Erinnerungen, und es hat, wenn überhaupt, ein völlig anderes Zeitempfinden. Wenn Sie eine Frage stellen, löst diese Frage gigantische unbewusste Suchprozesse aus. Selbst der modernste PC würde vor Neid erblassen. Die Ergebnisse stehen quasi sofort zur Verfügung. Dann beginnt der Verstand, diese Ergebnisse zu analysieren. Zum größten Teil ist auch dies ein unbewusster Prozess. Es scheint so, als sei der Verstand zu großen Teilen mit dem Unbewussten direkt verknüpft. Unser Verstand benötigt Zeit für seine Arbeit. Je tiefer jedoch diese Verknüpfungen ins Unbewusste reichen, umso weniger Zeit benötigt der Verstand für seine Analysen.

Indem Sie nun rasch eine Antwort fordern, entziehen Sie dem Verstand die Zeit, die er benötigt. Das heißt, je zügiger Sie arbeiten, umso spontaner kommen die Antworten. Der Verstand hat keine Gelegenheiten mehr, das Material zu ÜBERLEGEN (etwas darüber zu legen). Dies wird im ersten Moment von dem Klienten als unangenehm empfunden, da es seinen Gewohnheiten widerspricht. Aber die Erfahrung zeigt, dass alle Klienten sich sehr rasch an diesen Rhythmus gewöhnen. Die unmittelbare Verknüpfung der Frage „Was nimmst Du wahr?“ mit den Fragen „Geht es Dir gut? Wie fühlst Du Dich?“ bewirken Folgendes: Alle drei Fragen werden vom Unbewussten registriert und auch beantwortet. Während das Unbewusste in der Lage ist, auf vielen Ebenen und in verschiedene Richtungen gleichzeitig zu arbeiten, bleibt der Verstand in der Regel an der letzten Frage hängen. Das heißt, die bewusste Aufmerksamkeit des Klienten wird sich mit dem eigenen Gefühl des Befindens beschäftigen. Da a) Sie ihn in eine angenehme Situation geschickt haben und b) er inzwischen locker und entspannt liegt, können Sie davon ausgehen, dass er sich wohlfühlt.

In der Regel beantworten alle Personen dieses Fragenbündel positiv und beschreiben die Situation im Mutterleib. Diese Beschreibung kann sehr unterschiedlich sein und reicht vom einfachen Wohlfühlen bis hin zu visuellen Wahrnehmungen. Es gibt Menschen, die beschreiben diese Situation sehr realistisch, im Sinne des sogenannten gesunden Menschenverstandes als weich, warm, geborgen, erwähnen Herzgeräusche usw. Andere scheinen sehr viel mehr wahrzunehmen, zum Beispiel visuelle Eindrücke der Umgebung, die Gefühle und Gedanken der Mutter usw. Die Gefühle und Gedanken der Mutter können im Verlauf eine große Rolle spielen. Sie als Rückführungsleiter sollten bereit und flexibel genug sein, auch mit spärlichsten Informationen zu arbeiten. Der wichtigste Grundsatz lautet:

Nimm das, was der Klient gibt und mach das Beste daraus.

Auf keinen Fall sollten Sie der Idee verfallen, der Klient sei noch nicht bereit, er müsse mehr loslassen lernen, tiefer entspannen, tiefer in Trance gehen usw. Die Verantwortung liegt einzig und allein bei Ihnen. Nur wenn Sie sich dieser Verantwortung stellen, werden Sie bereit sein, Ihre Technik kontinuierlich zu verbessern. Vermeiden Sie bei Ihren Rückführungen WARUM-Fragen. Was passiert, wenn ich Sie jetzt frage, warum Sie dieses Buch lesen?
Sie beginnen nachzudenken, das heißt, WARUM-Fragen aktivieren den Verstand.

Wenn Ihr Klient auch die Situationen im Mutterbauch zufriedenstellend schildert, können Sie einen Schritt weitergehen, dorthin, wo er war, bevor er in den Mutterbauch kam. *„Löse dich nun aus dieser Situation und gehe in der Zeit weiter zurück, immer weiter und weiter, geh dorthin zurück, wo du warst, bevor du in den Bauch deiner Mutter kamst.“*

Auch hier nur eine ganz kurze Pause und dann: *„Erzähl mal, was nimmst du wahr, jetzt?“* Ab jetzt sollten Sie dem Klienten keine größeren Pausen mehr gönnen. Wenn nicht gleich eine Antwort kommt, genügt meistens schon ein kurzes fragendes *„Hmm?“* Dies gilt übrigens auch für alle vorhergehenden und noch folgenden Situationen.

Eventuell müssen weitere Ermutigungen folgen. Hier ein paar Beispiele:
„Erzähl einfach spontan, was dir in den Sinn kommt, es ist alles ok.“ „Wie fühlst du dich denn dort?“ „Bist du allein?“

Ihre Augen sollten nur an Ihrem Klienten kleben, damit Sie auch die kleinste physiologische Veränderung wahrnehmen und aufgreifen können. Sollte es hier nicht weitergehen, finden Sie Lösungen im Kapitel Sonderfälle. Sie können hier mit den unterschiedlichsten Schilderungen rechnen. In den meisten Fällen berichten die Menschen von einem früheren Leben. Einige befinden sich im Licht. Eher seltener wird berichtet, dass sie sich in Nähe der zukünftigen Eltern aufhalten. Manchmal ist es schwierig, die geschilderte Situation richtig zuzuordnen. Auf keinen Fall sollten Sie voreilige Schlüsse ziehen und durch Ihre Fragen den weiteren Verlauf manipulieren. Oft weiß der Zurückgeführte selbst nicht, wo er sich gerade befindet. Hier helfen gute Orientierungsfragen.

Soweit das grobe Gerüst einer optimalen Rückführung. Wie Sie sehen, verzichte ich auf Entspannung, Tranceinduktion und Fantasiereisen. Wenn Sie ihren Klienten bis an diesen Punkt geführt haben, steht Ihnen quasi alles offen. Sollte das Gebiet neu für Sie sein, werden Sie sicher eine Menge Fragen haben, und das ist gut so. Jetzt sind Sie in der Lage die Antworten selbst zu finden, und das sollten Sie auch tun. Es gibt keinen besseren Weg Rückführungen zu lernen, als eigene Forschungen zu betreiben. Im Folgenden ein paar Anregungen für Ihre Praxis. Führen Sie diese Dinge aber nur mit Menschen durch, die am Thema interessiert sind.

Die Erfahrung des Todes
Wie genau erfolgt der Austritt aus dem Körper? Von welchen Gedanken, von welchen Gefühlen ist der Austritt begleitet? Was

passiert mit dem Willen? Wer oder was bestimmt die Erfahrung danach? Hieraus wiederum ergeben sich interessante Experimente. Zum Beispiel: Inwieweit lässt sich die wiedergewonnene Erfahrung verschiedener Todeserlebnisse einer Person für bewusste Astralreisen nutzen?

Die Meisterung des Zwischenzustandes
Was genau hat ein Mensch in seinen verschiedenen Zwischenzuständen erlebt? Gibt es Gemeinsamkeiten? Wenn ja, wie lassen Sie sich nutzen? Lassen sich die Erkenntnisse aus Rückführungen für den zukünftigen Tod ankern?

Der Ursprung der Seele
Was berichten Menschen, die man bis zum Ursprung zurückführt? Inwieweit decken sich Berichte verschiedener Menschen?

Die ersten Inkarnationen
Führt der Weg durchs Mineral- Pflanzen und Tierreich? Gibt es Inkarnationen auf anderen Planeten? Wie verlief die Entwicklung des Energiekörpers?

Allein für diese wenigen Themen würde ein Menschenleben nicht ausreichen.

Zurück in die Gegenwart
So wie Sie Ihren Klienten in die Vergangenheit geführt haben, müssen Sie ihn am Ende wieder in die Gegenwart zurückbringen.
Normalerweise genügt hier folgende Formulierung:

„Du löst dich nun aus dieser Situation und bereitest dich darauf vor, wieder in diesen Raum, in diese Zeit zurückzukommen.“ - Kleine Pause von einigen Sekunden. - *„Du kommst nun zurück in diesen Raum, in unsere Zeit. Du atmest ein paarmal tief ein und aus, bewegst deine Hände und Füße, streckst dich und wenn du gleich deine Augen öffnest, bist du ganz im Hier und Jetzt, fühlst dich wohl und bist ganz wach.“*

Wenn eine Rückführung mehrere Stunden gedauert hat und der Klient zeitlich sehr weit gereist ist, kann es erforderlich sein, den Prozess etwas auszudehnen. Damit geben Sie Ihrem Klienten die Möglichkeit, sich langsam zu reorientieren und richtig wach zu werden. Es verhält sich hier ähnlich wie nach einem Schlaf: Manche Menschen benötigen mehr Zeit für die Aufwachphase als andere. Nachdem Ihr Klient die Augen geöffnet hat, schauen Sie sich seine Pupillen an. Sind diese außergewöhnlich weitgestellt, befindet er sich noch in Trance. In diesem Fall lassen Sie die Augen noch mal schließen und suggerieren noch einmal ganz intensiv Wachheit, Wohlbefinden und Gegenwärtigkeit.

Früher oder später werden Sie wahrscheinlich auf Menschen treffen, die Sie vor der Gefährlichkeit dessen warnen, was Sie da tun. Sollten Sie dieses Vergnügen haben, lassen Sie sich nicht verunsichern. Fragen Sie einfach, woher genau sie Ihr Wissen und Ihre Erfahrung diesbezüglich haben. Und bestehen Sie auf der Genauigkeit und Überprüfbarkeit der Angaben, die dieser Mensch macht, denn meist heißt es dann: „Ein Bekannter von meinem Bekannten, hat gelesen, dass… blablabla."

Geschenke aus der Vergangenheit

Ist es möglich, Kenntnisse und Fähigkeiten, die ein Mensch in einem früheren Leben besaß, mittels Rückführung in der Gegenwart verfügbar zu machen? Ja, teilweise scheint es möglich zu sein. Ich denke da zum Beispiel an eine Frau, die sich selbst in einem früheren Leben als Heilerin begegnete und die in der Lage war, verschiedene Rezepte zu übermitteln. Bei einem Rezept handelte es sich um eine Augensalbe, die Sie nach der Rückführung herstellte und die eine außergewöhnlich gute Heilkraft, speziell bei Augenentzündungen, an den Tag legte. Allerdings sind die gesetzlichen Auflagen in Deutschland so verbraucherfreundlich, dass man über außergewöhnlich hohe finanzielle Mittel verfügen muss, um eine solche Salbe anwenden zu dürfen. Das gleiche gilt für verschiedene Heil-Teemischung dieser Frau.

Welche Auswirkungen Schwüre über mehrere Leben hinweg haben können, zeigte sich bei einer Rückführung eines Mannes, der sich über mehrere Leben hinweg den magischen Künsten verschrieben hatte. Er hatte großes Interesse, über den Weg der Rückführung an altes Wissen zu gelangen. So gut seine Erinnerungen auch waren, sobald es an Themen ging, für deren Geheimhaltung er einen Schwur abgelegt hatte, waren die Widerstände unüberwindbar. Allerdings gelang es mit Hilfe von Prozessinstruktionen seine Entwicklung in dieser Richtung erheblich zu beschleunigen. (Ein Thema, auf das wir im zweiten Teil noch näher eingehen werden).

Manchen Menschen gelingt es, während einer Rückführung in einer fremden Sprache zu sprechen, die Sie in einem früheren Leben gesprochen haben. Ich bin sicher, dass durch entsprechende Suggestionen einiges an alten Sprachkenntnissen aktiviert werden kann. Ähnlich verhält es sich mit künstlerischen Begabungen. Für therapeutische Belange sind solche alten Erfahrungen auf jeden Fall wertvoll und auch nutzbar.

Themenbezogene Rückführung

Die einzelnen Schritte einer Rückführung sind Ihnen nun bekannt. Für den Anfang sollten Sie sich auch an dieses Schema halten, zumindest so lange, bis Sie eine gewisse Sicherheit verspüren. Wenn Sie regelmäßig arbeiten, geschieht das sehr schnell (wenige Tage). Sobald Sie sich sicher fühlen, gehen Sie zu einer effektiveren Methode über, die ich noch beschreiben werde. In diesem Kapitel möchte ich nun die wichtigsten Punkte einer themenbezogenen Rückführung behandeln. Falls Sie schon Erfahrung auf diesem Gebiet haben, lassen Sie alle Elemente, die für Sie neu sind, in Ihre Arbeit einfließen. Versuchen Sie möglichst schnell, mit einem

Einstieg ohne Induktion einer Trance, ohne Entspannung und ohne Fantasiereisen auszukommen. Ich weiß von unseren Ausbildungsseminaren, wie schwer sich gerade Therapeuten tun, die den Einstieg nur über Trance oder Fantasie gelernt haben. Meist können sie nicht glauben, dass es so einfach gehen kann. Auf einem Praxisseminar ist es einfach, den Betreffenden zu überzeugen. Man demonstriert die Sache, und das Aha-Erlebnis besorgt den Rest. Hier über das Medium Buch kann ich nur an Ihre Flexibilität appellieren: Geben Sie sich die Chance, Ihre Arbeit wird um ein Vielfaches effektiver werden. Für die Leser, die noch keine Erfahrung haben, gilt: Befolgen Sie einfach die Anweisungen in diesem Buch. Sie werden staunen, wie einfach es ist.

Praktisches Beispiel

Herrn S. habe ich ihnen bereits vorgestellt, den Mann mit den Panikattacken. Ich werde Ihnen nun ein Erinnerungsprotokoll dieser Sitzung zeigen. Wie schon erwähnt, handelt es sich hier um ein älteres Verfahren, welches zur Einarbeitung jedoch sehr gut geeignet ist. Danach werden Sie das DK-Verfahren kennenlernen, welches auch unabhängig von Rückführungen einsetzbar ist.

Wenn ein Klient zur Sitzung zu Ihnen kommt, lassen Sie ihn schon während des Vorgespräches bequem liegen. Das hat den Vorteil, dass das Vorgespräch nahtlos in den Prozess übergehen kann. Auf diese Weise gewöhnt sich ihr Klient schon an die Situation und erwartet nichts Besonderes.

Nach dem üblichen Vorgespräch, in dem Herr S. ausführlich seinen Leidensweg schilderte, wurde er übergangslos in die Rückführung geleitet.

„Sicherlich gab es auch schönere Zeiten in Ihrem Leben, Zeiten in denen Sie sich sehr wohlgefühlt haben. Das Erstaunliche an uns Menschen ist, dass wir zu solchen Zeiten sofort wieder

zurückfinden können. Meist sind es schöne Erlebnisse aus der Kindheit. Wir brauchen einfach nur die Augen zu schließen und schon sind sie da."

Hier ließ Herr S., wie die meisten Klienten, seine Augen zufallen, ohne dass es einer direkten Aufforderung bedurfte. Sollte eine Person die Augen nicht schließen, genügt die Bemerkung: *„Sie können die Augen schließen jetzt."*

„Was ist das für eine Situation, bist du allein, ist jemand bei dir, was ist so schön an dieser Situation?"

Auch hier wieder mehrere Fragen gleichzeitig stellen. Dadurch werden unbewusste Suchprozesse ausgelöst, der bewusste Verstand wird überfordert und beschäftigt sich in der Regel mit der letzten Frage. Zudem kann man hier zu der Du-Form übergehen, da dies die Regression fördert. Hier schilderte Herr S. ein Erlebnis, bei dem er mit einem neuen Feuerwehrauto spielte, einem Weihnachtsgeschenk seiner Tante. Es wurden die üblichen Orientierungsfragen und sinnesspezifische Fragen gestellt. Da er alles sehr lebendig und plastisch schildern konnte, wurde auf das Erleben weiterer Kindheitserlebnisse verzichtet.

„Löse dich nun von diesem Erlebnis und geh in die Situation, als dir diese Angst zum ersten Mal bewusst wurde."

Mit dieser Frage nähern wir uns der Auslösesituation. Herr S. erzählte von einem Streit mit seiner Frau. Er hatte zugesagt, sie nach der Arbeit von ihren Eltern abzuholen, dies aber aus unerklärlichen Gründen so lange verzögert, bis es zu spät war. Sie kam schließlich drei Stunden später nach Hause, wo sie ihren Mann vor dem Fernseher vorfand und ihm heftige Vorwürfe machte.

An dieser Stelle sei es noch mal erwähnt: Lassen Sie sich nicht von Inhalten ablenken! Was hier vollkommen fehl am Platz wäre, wären Fragen nach dem WARUM. Oder Fragen nach dem Inhalt der Streitigkeiten. Fragen Sie immer zielorientiert!

„Was hat dieser Streit mit der Angst zu tun?“

Eine solche Frage wird in den seltensten Fällen beantwortet, da es sich um eine direkte Frage nach der Ursache handelt. Die Ursachen für Ängste sind bedrohend und schmerzhaft und werden bestmöglich unter Verschluss gehalten. Trotz allem sollten solche Fragen immer wieder gestellt werden, da sie im Unbewussten Reaktionen hervorrufen. Wie zu erwarten, war die Antwort auf diese Frage:

„Ich weiß es nicht.“

Hier gibt es verschiedene Möglichkeiten, weiter zu verfahren. Im Kapitel Sonderfälle werden einige Möglichkeiten vorgestellt. In unserem Fall ging es weiter wie folgt:

„Da gibt es noch etwas ganz Besonderes, was mit dieser Situation zusammenhängt, was ist das? Nimm die Situation, die sich gerade anbietet.“

Herr S. sagt, dass er gerade das Bild eines Mädchens vor Augen hat, das auf der Straße liegt.

„Was ist mit dem Mädchen, warum liegt es auf der Straße?“

Hier schildert Herr S. eine Unfallsituation, die er miterlebt hat. Er selbst war jedoch nur Zeuge des Unfalls.

„Und was hat der Unfall mit deiner Angst zu tun?“

Wieder eine Frage, von der man ausgehen kann, dass sie nicht beantwortet wird, sie sollte aus schon bekannten Gründen dennoch gestellt werden. Wenn die Frage nach der Ursache nicht immer wieder von Neuem gestellt wird, zerläuft die Rückführung in endlose Geschichten. Merken Sie sich das, es ist sehr wichtig.

„Irgendetwas in dir kennt die Zusammenhänge dieser Erlebnisse. Geh nun in das Erlebnis, in dem du Ähnliches

gefühlt hast. Was kommt da?"

Mit dieser Aufforderung sprechen wir unbewusste Teile an und fordern sie auf, aktiv zu werden.

S.: *„Ich spiele mit einem Rad."*
Frage: *„Du spielst mit einem Fahrrad?"*
S.: *„Nein, ein Rad von einem Kinderwagen."*
Frage: *„Und was hat das mit der Angst zu tun?"*
S.: *„Ich weiß nicht."*
Frage.: *„OK, du spielst mit einem Rad von einem Kinderwagen. Bist du allein? Bist du in der Wohnung oder draußen? Was spielst du denn mit dem Rad? Erzähl mal."*
S.: *„Ich bin draußen im Hof."*
Frage: *„Wie alt bis du denn? Ungefähr?"*
S.: *„ Fünf oder sechs."*
Frage: *„Und was ist denn da Besonderes? Erzähl mal. Was machst du denn mit dem Rad?"*
S.: *„Ich rolle es durch den Hof."*
Frage: *„Und? Geh mal in der Zeit weiter, bis sich irgendetwas ändert….. Was passiert da jetzt?"*

Auch das ist wieder eine klare Aufforderung, sich dem gesuchten Ereignis zu nähern. Bleiben solche Aufforderungen aus, kann es zu endlosen nichtssagenden Schilderungen kommen oder sogar zu einem Szenenwechsel.

S.: *„Das Rad rollt auf die Straße und ich laufe hinterher, aber ich darf nicht auf die Straße."*
Frage: *„Das Rad rollt auf die Straße und du läufst hinterher. Was passiert dann?"*
S.: *„Die schreien alle durcheinander."*
Frage: *„Wer schreit durcheinander?"*
S.: *„Die Leute."*
Frage: *„Was denn für Leute? Pass auf, geh noch mal zurück in den Hof. Du spielst mit dem Rad, das Rad rollt auf die Straße und du läufst hinterher. Und jetzt beobachte mal ganz genau, was da passiert. Was passiert da jetzt?"*

Hier werden seine Schilderungen noch mal zusammengefasst und seine Aufmerksamkeit konzentriert.

S.: *„Da kommen Autos, das eine bremst und das andere fährt in die Seite und dann schreien alle herum."*
Frage: *„Ist dir etwas passiert?"*
S.: *„Nein, aber es bleiben immer mehr Autos stehen, es kommen immer mehr Leute."*
Frage: *„Und dann, wie geht es weiter?"*
S.: *„Jetzt haben sie meine Mutter geholt, sie fängt auch gleich an zu schreien."*

Dieser kurze Dialog soll genügen. Wie Sie sehen, muss man sich das Erlebnis Stück für Stück erschließen. Sobald man sich einen groben Überblick über die Situation verschafft hat, beginnt man das Ereignis zu entladen. Hierbei spielen alle Sinnessysteme sowie alle wichtigen Personen eine große Rolle. Das heißt, man führt den Klienten mehrmals durch die Situation.

Beispiel:
1. Durchgang T = Therapeut K = Klient

T: *„Wer ist denn die dominanteste Person in dem Geschehen?"*
K: *„Person X."*
T: *„Gut, konzentriere dich nun nur auf die Worte von Person X, was sagt sie?"*
Einmal vollständig durchlaufen!

T: *„Gibt es noch eine wichtige Person, die beteiligt ist?"*
K: *„Person Y."*
T: *„Gut, konzentriere dich nun nur auf die Worte von Person Y, was sagt sie?"*
Einmal vollständig durchlaufen!

In dieser Weise lässt man den Klienten die Situation so oft durchlaufen, bis alles gesprochene Material aller relevanten Personen zugeordnet werden kann. Das ist sehr wichtig, um

Wortprogrammierungen zu lösen. In einem weiteren Durchlauf werden alle visuellen Wahrnehmungen bewusst gemacht und schließlich alle Gefühle. Dies bezieht sich auf körperliche und seelische Schmerzen. Geruch und Geschmackswahrnehmungen spielen in der Regel keine Rolle. Die Reihenfolge muss nicht wie oben angegeben eingehalten werden. Oft ist es so, dass man über die Gefühlsebene einen besseren Einstieg bekommt. Bei stark traumatischen Erlebnissen ist es oft erforderlich, zunächst das Trauma selbst emotional zu entladen, bevor man sich dem verbalen Inhalt zuwendet.

In unserem Fall waren es die Worte der Mutter: „Du bist tot, wenn du alleine auf die Straße gehst.“ Diese Worte wurden in einem Zustand eingeschränkter Bewusstheit aufgenommen und bildeten ein latentes Programm. Dieses Programm wurde später durch die Unfallsituation, bei der Herr S. lediglich Zeuge war, aktiviert. Das Unbewusste verfolgte einen durchaus guten Zweck, es wollte Herrn S. vor dem Tod schützen und durch Angst und Panik verhindern, dass er alleine auf die Straße geht.

In dem Moment, da die unbewussten Faktoren bewusst werden (durch eigene Erkenntnis des Betroffenen - nicht durch Interpretationsvorschläge des Therapeuten), löst sich das Programm auf, alle Symptome werden überflüssig und verschwinden sofort und für immer. Für Herrn S. wurde dann noch eine abschließende Harmonisierung durchgeführt.

Lassen Sie sich nicht durch die Inhalte verwirren oder beeindrucken, verinnerlichen Sie sich das Prinzip, den Prozess auf den es ankommt. Viele Therapeuten vergeuden unendlich viel Zeit mit der Deutung von Symbolen, mit Diskussionen über den Inhalt und vielen anderen Unsinn. Worauf es einzig und allein ankommt, ist etwas Versäumtes nachträglich zu ordnen, alles andere ist Flickschusterei und bringt keine wirkliche Heilung.

Der Prozess der Harmonisierung

Sobald ein Trauma entladen ist und alle Erinnerungslücken aufgefüllt wurden, ist in vielen Fällen eine Harmonisierung angebracht. Diese Harmonisierung dient zum einen dazu, Verständnis für das Geschehen zu erzeugen und zum anderen dazu, das Nervensystem neu zu konfigurieren. Verständnis für das Geschehen ist wichtig, weil wir alle bestimmten Wert- und Moralvorstellungen unterliegen. Es besteht zum Beispiel ein beträchtlicher Unterschied, ob Sie durch eine Naturkatastrophe traumatisiert wurden oder durch eine menschliche Verfehlung. Wenn Ihnen bei einem Waldspaziergang ein Ast auf den Kopf fällt und Sie verletzt, hat dies einen völlig anderen Stellenwert für Sie, als wenn Ihnen dieser Ast von jemandem auf den Kopf geschlagen wird. Und wenn dieser Schlag von einer Person aus Ihrem Bekanntenkreis geführt wird, stufen Sie diesen Schlag als noch schlimmer ein. Verletzungen, die uns von Menschen zugefügt werden, bedeuten für uns einen persönlichen Angriff im wahrsten Sinn des Wortes. Sie sind ein Angriff auf unsere Persona (Maske). Durch den Prozess Harmonisierung können diese Geschehnisse entschuldigt werden. Die Schuldfrage wird gelöst. Eine andere Wirkung zielt auf unser Nervensystem ab. Ob wir eine Situation im Äußeren erleben oder sie nur imaginieren - die dadurch erzeugten Informationen benutzen das gleiche Nervensystem. Ob wir ein Ereignis objektiv erlebt haben oder uns vorgestellt haben - die inneren Prozesse sind gleich. Ob etwas objektiv oder subjektiv erlebt wurde, erschließen wir uns durch unbewusste Realitätsprüfungen, die nur für unseren Verstand in Beziehung zur Außenwelt relevant sind.

Es stehen verschiedene Möglichkeiten zur Verfügung. Ich schildere nun eine Methode, die ich selbst erfolgreich anwende. Wenn Sie das dahinterstehende Prinzip begriffen haben, können Sie diese Methoden den jeweiligen Gegebenheiten anpassen.

Nehmen wir wieder den Fall von Herrn S. Er wurde in der

damaligen Situation von seiner Mutter verprügelt, was er damals absolut nicht verstehen konnte. Nachdem alle Erinnerungslücken geschlossen waren, wurde er noch einmal in die Situation geführt, zu dem Zeitpunkt, als seine Mutter mit ins Spiel kam. Er beobachtete die Situation aus seinem heutigen Standpunkt und wurde gefragt, wie seine Mutter hätte angemessener reagieren können, also was seiner Mutter damals gefehlt hat. Herr S. kam zu dem Ergebnis, die Mutter hätte mehr Verständnis benötigt, sie hätte ihm das Gefühl von Geborgenheit und Schutz geben müssen. Statt ihn zu prügeln, hätte sie ihm den Sachverhalt so erklären müssen, dass er es mit seinen fünf oder sechs Jahren hätte verstehen können.

Im nächsten Schritt wurde Herr S. aufgefordert, seine Mutter mit diesen neuen Erkenntnissen auszustatten. Dies kann durch ein imaginäres Überreichen der geforderten Fähigkeiten geschehen oder auch durch imaginäre Gespräche. Im letzten Schritt wurde das ganze Erlebnis neu gestaltet, statt Prügel gab es eine angemessene Erklärung, Trost und Geborgenheit.

Wie Sie sehen, ist es ein ganz einfacher Prozess, bei dem man nicht viel verkehrt machen kann. Wie erfolgreich Ihr Klient dabei ist, können Sie von seiner Mimik ablesen. Das gleiche Prinzip können Sie auch in komplizierteren Fällen anwenden. So kann es vorkommen, dass mehrere Personen beteiligt sind. Entsprechend wird jede beteiligte Person mit optimalen Charaktereigenschaften ausgestattet und die Vergangenheit neu geschrieben. Diesen Prozess kann man auch räumlich durchführen, hierbei werden die beteiligten Personen symbolisch im Raum platziert.

Bei all diesen Prozessen spielt die objektive Realität keine Rolle, wir arbeiten mit unserem Verfahren überwiegend in und mit der subjektiven Realität des Klienten. In dieser Realität finden wir seine Blockaden und seine Ressourcen.

Nun kann es vorkommen, dass Klienten die extrem schlimm misshandelt wurden, nicht bereit und in der Lage sind, ihren Peinigern imaginär gegenüberzutreten, um sie zu modifizieren.

In solchen Fällen hilft es oft, wenn man den Peiniger in der Welt des Klienten ins Säuglingsalter regredieren lässt. Hier kann man eine Beschreibung anbringen, aus der hervorgeht, dass wir letztlich alle nur "Opfer" von Erziehungsmustern und unverarbeiteten Erlebnissen sind. Machen Sie Ihrem Klienten klar, dass dieser Mensch auch mal hilflos ausgeliefert war und nur durch die Umstände so geworden ist. Hiernach kann der Prozess in den meisten Fällen durchgeführt werden. Sollte es dennoch nicht möglich sein, geht man ein Glied weiter zurück und lässt auch die Eltern und Erzieher des Peinigers regredieren. Sollte auch dies wider Erwarten nicht zum Erfolg führen, was sehr, sehr unwahrscheinlich ist, finden Sie weitere Möglichkeiten im Kapitel Sonderfälle. Oder Sie versuchen es über ein Reinkarnationserlebnis.

Hier haben wir es auch wieder mit dem Phänomen zu tun, dass das Opfer sich persönlich angegriffen fühlt, meist steht dahinter die Aussage: Das kann/werde ich ihm/ihnen nie verzeihen. Durch das Regredieren des Täters ins Säuglingsalter, bekommt die Tat einen anderen Stellenwert. Wer könnte einem kleinen Kind böse oder nachtragend sein, wenn man erlebt, wie das Kind auf eine Art leidet, die unserem eigenen Leid wahrscheinlich sehr ähnlich ist. Solche inneren Erlebnisse haben verwandelnden Charakter, sie verwandeln Feinde in Verbündete. Unser Hirn ist schon ein seltsames Organ.

Oft ist es auch hilfreich, den Klienten die einzelnen Positionen der beteiligten Personen einnehmen zu lassen. Dies führt zu einer umfassenderen Sichtweise und mehr Verständnis.

Bewusstsein, Unterbewusstseins oder multiples Bewusstsein?

In der Psychologie wird die Psyche grob in ein Bewusstsein und ein Unterbewusstsein unterteilt. Genau genommen gibt es hier auch noch das sogenannte Vorbewusste.

Das Bewusstsein
umfasst alle Bereiche, die der Mensch willentlich in den Mittelpunkt seiner Aufmerksamkeit rücken kann. Anders ausgedrückt: Alles, was wir willentlich mit unserer Aufmerksamkeit erfahren können, liegt im Bereich unseres Bewusstseins.

Das Unbewusste
betrifft alle seelischen Bereiche und Inhalte, die uns willentlich nicht zugänglich sind.

Das Vorbewusste
ist der graue Bereich zwischen Bewusstsein und Unbewusstem. Es sind die Dinge, die uns nur durch eine gewisse Bemühung zugänglich sind oder sich selbstständig dem Bewusstsein nähern. Man darf bei all dem nicht vergessen, dass es sich hier lediglich um ein Modell handelt.

Aus den Regressionsverfahren wissen wir, dass die Seele (?) jede Minute unserer Existenz speichert. Weiterhin wissen wir, dass es bei diesen Speicherungen zu Komplikationen kommen kann, die unser weiteres Leben beeinträchtigen können (Trauma, negative Programmierung etc.).

In der Hypnoseanwendung geht man davon aus, dass der Mensch während einer Hypnose besonders empfänglich für Suggestionen ist. Manche Experten sind der Meinung, dass die Hypnosetiefe eine ausschlaggebende Rolle bei der Realisierung von Suggestionen spielt. Vorwiegend geht es hierbei um die Ausschaltung des Bewusstseins, damit die Suggestionen möglichst unzensiert das Unbewusste erreichen können. Der Haken an diesem Modell ist, dass man sich immer nur auf ein Bewusstsein und ein Unterbewusstsein beschränkt. Wenn sich die Wirkung von Suggestionen nur auf das Zusammenspiel dieser beiden Parteien beschränken würde, müsste ein Mensch jede Suggestion befolgen, sobald die Hypnose tief genug ist. Subliminals müssten immer wirksam sein. Beides ist nicht der Fall. Unter Subliminals versteht man Botschaften, die wir bewusst nicht wahrnehmen können.

Meiner Meinung nach ist unser Bewusstsein einfach nur der Bildschirm, auf dem wir winzige Ausschnitte unserer unbewussten Prozesse wahrnehmen. Hinzu kommt vielleicht noch, dass es Entscheidungen, die von unbewussten Anteilen getroffen wurden, für die äußere Welt rationalisiert. Ich glaube, dass das Bewusstsein in dieser Hinsicht letztendlich keine große Rolle spielt, weil es eben nicht in der Lage ist, Entscheidungen zu treffen. Also kann es auch keine Suggestionen abschwächen oder neutralisieren. Zumindest nicht so und in dem Maße, wie es allgemein angenommen wird.

Es gibt entsprechende wissenschaftliche Untersuchungen, die darauf hinweisen, dass unser Hirn, noch bevor wir uns vermeintlich bewusst entscheiden, dies für uns bereits erledigt hat. Das würde bedeuten, uns wird lediglich eine Entscheidung bewusst, die in unbewussten Bereichen bereits gefällt wurde. Wenn Sie sich für dieses Thema interessieren, geben Sie einfach bei Google "unbewusste Entscheidung" ein, dort finden Sie die entsprechenden wissenschaftlichen Berichte.

Trotz allem sollten wir auch hier kritisch bleiben, denn die Sache ist viel zu komplex, als dass man sie mit ein paar neurologischen Messungen endgültig erklären könnte.

Wenn eine Suggestion überzeugend genug gegeben wird, dann wird sie auch ausgeführt, ob mit oder ohne Hypnose oder Trance. Das tückische an der Sache ist, dass wir von solchen abstrakten Begriffen wie Hypnose, Trance, Bewusstsein, Unterbewusstsein usw. in unserem Denken zu sehr eingeengt werden. Lassen wir diese ganzen Begriffe mal außer Acht und stellen uns vor, der Mensch sei ein Komplex von X Anteilen (Seelenanteilen), organisiert wie eine Gesellschaft. In dieser Gesellschaft gäbe es Gruppen, Einzelgänger, Demokraten, Diktatoren, gute und böse Anteile, alles wie im wirklichen Leben.

Nun wird diese Gesellschaft von außerhalb ständig mit Reizen konfrontiert, unter anderem auch mit bestimmten Ideen (Suggest-ionen). Es wird Teile geben, die sich angesprochen fühlen, Teile die dagegenarbeiten usw. Ob sich eine bestimmte Idee durchsetzt (eine Suggestion ausgeführt wird), ist abhängig vom Kräfteverhältnis in der Gesellschaft. Hier gibt es auch wieder verschiedene Möglichkeiten, die darüber entscheiden, ob die Idee (Suggestion) dauerhaft wirkt oder nur kurze Wirkung zeigt.

Das könnte so aussehen:

- Dauerhafte Wirkung: Die große Masse der Gesellschaft ist von der Idee begeistert.
- Kurzfristige Wirkung: Eine starke Gruppe reißt alle Macht an sich (Diktatur).

In dieser Gesellschaft gibt es auch verschiedene Nachrichtendienste, die überall auftauchen, wo etwas Außergewöhnliches passiert. Die spektakulärsten Meldungen werden dann gesendet (uns bewusst). Diesen Gedankengang können Sie endlos ausspinnen.

Erickson (der erfolgreichste Hypnosetherapeut der Geschichte) zum Beispiel hat seine Suggestionen so aufgebaut, dass sich (nach diesem Modell) möglichst viele Anteile angesprochen fühlen. Ein Bühnenhypnotiseur wird eher auf eine kleine Gruppe setzen, die schnelle Resultate bringt. Ideal ist es, in der Therapie, beides zu nutzen.

Wie schwach und hilflos das (scheinbare) Bewusstsein eines Menschen ist, kann man im Experiment sehr schnell feststellen, indem man es einfach ignoriert bzw. ebenso behandelt wie die unbewussten Anteile. Nach dieser Methode gehe ich zum Beispiel vor, wenn ich die Ursache eines Problem suche. Ich richte meine Fragen direkt, ohne irgendwelche Vorbereitungen, an die Teile, welche die Antwort geben können und erwarte eine Antwort.

Die Erwartungshaltung (auch die unbewusste) des Therapeuten spielt hierbei ebenfalls eine große Rolle. In den letzten Jahren konnte ich beobachten, dass Menschen, die völlig unvorbelastet das DK-Verfahren anzuwenden lernten, durchschnittlich bessere Ergebnisse erzielen als professionelle Therapeuten, die über eine umfangreiche therapeutische Ausbildung verfügten. Die Profis haben oft eine bestimmte Erwartungshaltung, wie eine funktionierende Therapie gestaltet sein muss. Alles in allem bietet das Modell der fragmentierten Seele die idealen Voraussetz-ungen für unser DK-Verfahren.

Das DK-Verfahren

Die direkte Kommunikation mit dem Unbewussten gleicht einem alltäglichen Gespräch, mit dem Unterschied, dass die bisher erklärten Prinzipien alle berücksichtigt werden und mit einfließen.

<u>Ziel ist es, Blockaden zu lösen, Ursachen zu finden und die Aufmerksamkeit (des Klienten) zu befreien.</u>

Schauen wir uns die Anwendung wieder an einem praktischen Beispiel an. Frau K., 46 Jahre alt, litt schon seit über zwei Jahren unter einem ausgeprägten Waschzwang. Sobald sie einen ihr fremden Gegenstand oder Menschen berührte, musste sie sich umgehend die Hände waschen. Sie führte stets Handtuch, Seife und eine kleine Bürste mit sich, da sie selbst zum Waschen nur ihr vertraute Utensilien benutzen konnte. Wenn sie sich die Hände außer Haus wusch, konnte sie den Wasserhahn nur mit einem speziell dafür mitgeführten Tuch schließen. Das Tuch musste anschließend sorgfältig zusammengelegt werden, so dass sie die benutzte Seite nicht mit ihren Händen berühren musste. Sie hatte verschiedene Therapien erfolglos durchlaufen. Ihre Haut war vom vielen Waschen entsprechend schwer geschädigt.

Hier nun das etwas gekürzte Protokoll der Sitzung. Nachdem sie ihr Leid ausführlich geschildert hatte, vor allem die Panik die sich ausbreitete, wenn sie nach einer Berührung nicht schnell genug zum nächsten Waschbecken kam, bekam sie folgende Anweisung:

Therapeut (T), Frau K. (K), Pause = max. 5 bis 10 Sekunden.

T.: *"Du kannst deine Augen schließen, wenn du jetzt in die Situation gehst, die wir brauchen, um dein Problem zu lösen." Pause. "Was nimmst du wahr?"* Pause. *"Was nimmst du jetzt wahr? Nimm das, was da gerade kommt."* Pause.
K.: *"Nichts, ich bin nur etwas aufgeregt."*
T.: *"Irgendetwas in dir weiß genau, was wir jetzt benötigen, um zur Harmonie zurückzufinden. Und dieser Teil führt dich nun genau in die Situation, die jetzt wichtig ist. Sag mir einfach, was du gerade innerlich erlebst."* Pause. *"Was ist da gerade?"*
K.: *"Es ist so viel durcheinander."*
T.: *"Was ist durcheinander?"*
K.: *"Alles."*
T.: *"Okay, alles ist durcheinander, was nimmst du noch wahr?"*
K.: *"Ich bekomme nichts Bestimmtes zu fassen, es ist alles so flüchtig."*
T.: *"Gut, wenn du etwas zu fassen bekommen würdest, was wäre das? Ein Bild, ein Gefühl, ein Geräusch? Du kannst dich nun für eins der vielen Dinge entscheiden, was drängt sich da am stärksten auf?"*
K.: *"Ich bin mit meiner Oma in der Stadt."*
T.:*"Du bist mit deiner Oma in der Stadt, was ist da wichtig an der Situation?"*
K.: *"Ich weiß es nicht."*
T.: *"Wie alt bist du denn da gerade?"* Pause. *"Ungefähr, es kommt nicht so genau darauf an."*
K.: *"Sechs oder sieben"*
T.: *"Du bist sechs oder sieben und mit deiner Oma in der Stadt. Was macht ihr denn dort? Einkaufen, bummeln?"*
K.: *"Nein, sie geht mit mir zum Doktor."*
T.: *"Zum Doktor - bist du krank?"*
K.: *"Wegen meinem Finger, der tut weh."*
T.: *"Was ist denn mit deinem Finger, hast du ihn gequetscht?"*
K.: *"Nein, der tut weh."*
T.: *"Gut, dann löse dich mal aus der Situation und geh weiter, bis zu dem Moment, der für uns jetzt wichtig ist. Was passiert da?"* Pause. *"Jetzt."*
K.: *"Der Doktor sagt, der Nagel muss raus."*

T.: *“Wie, der Nagel muss raus? Hast du einen Nagel im Finger?”*
K.: *“Nein, der Fingernagel muss raus, es ist alles entzündet.”*
T.: *“Ach so, der Fingernagel. Und wie geht es weiter? Was hat das mit unserer Sache zu tun? Geh mal langsam weiter, bis wieder irgendetwas Wichtiges passiert.”*
K.: *“Er hat ihn rausgezogen und Oma will mir ein Eis kaufen.”*
T.: *“Wie, alles schon vorbei?”* Pause. *“Geh nun mal genau in die Situation, die wir brauchen, um weiterzukommen. Was hat dazu geführt, dass du dir so oft die Hände waschen musst?”*
K.: *“Sie unterhalten sich.”*
T.: *“Wer unterhält sich?”*
K.: *“Meine Oma und der Doktor.”*
T.: *“Deine Oma unterhält sich mit dem Doktor. Und was hat das mit unserer Sache zu tun?”*
K.: *“Ich weiß es nicht.”*
T.: *“Worüber unterhalten sie sich denn?”*
K.: *“Ich weiß es nicht.”*
T.: *“Konzentriere dich jetzt mal nur auf die Worte vom Doktor. Was sagt er gerade?”*
K.: *“Sie bräuchte keine Angst zu haben, das ginge ganz schnell.”*
T.: *“Wer bräuchte keine Angst zu haben?”*
K.: *“Meine Oma.”*
T.: *“Hat sie Angst, deine Oma?”*
K.: *“Ja, ich glaube.”*
T.: *“Und du, hast du auch Angst?”*
K.: *“Nicht so viel”*
T.: *"Okay und wie geht es weiter?”*
K.: *“Der Nagel wird rausgezogen und dann gehen wir Eis essen.”*
T.: *“Geh noch mal zurück zum Doktor. Der Doktor sagt, deine Oma bräuchte keine Angst zu haben. Was kommt dann?”*

Hier werden mehrmals ganze Sequenzen übersprungen. Dies ist ein Zeichen dafür, dass es sich um Zeiten eingeschränkter Bewusstheit handelt. Frau K. wurde nun Schritt für Schritt durch die Situation geführt, mit dem Auftrag, sich nur auf jedes gesprochene Wort zu konzentrieren. Die Behandlung durch den

Arzt war wider Erwarten teilweise sehr schmerzhaft für Frau K. Während der Behandlung schilderte der Arzt der Großmutter von Frau K. die verschiedenen möglichen Ursachen einer Nagelbettentzündung. Beim Thema Infektion versicherte die Großmutter dem Arzt: "Hundertmal am Tag sag ich Ihr `***Wasch dir die Finger und fasse nicht alles an, was du nicht kennst!`, aber sie hört ja nicht.***" Bei diesen Worten veränderte sich die Physiologie von Frau K. ganz offensichtlich. Auch die Stimmlage war deutlich zu unterscheiden. Diese Sequenz wurde noch mehrmals durchlaufen. Bei jedem Durchlauf konzentrierte sie sich auf einen bestimmten Sinneskanal, wie Fühlen, Sehen, Hören.

Wie sich im anschließenden Gespräch herausstellte, verspürte sie zum ersten Mal diesen unwiderstehlichen Waschzwang im Rahmen einer Maniküre. Nach dem Zurückschieben der Nagelhaut, vor dem Auftragen von Nagellack. Sie hatte Angst, dass Krankheitserreger unter der Nagelhaut in ihren Körper eindringen könnten. Diese Sitzung dauerte mit Vor- und Nachgespräch keine zwei Stunden, der Waschzwang tauchte nie wieder auf.

In der Medizin fällt der Waschzwang unter die Kategorie von Zwangsstörungen. Diese unterteilen sich in Zwangsgedanken und Zwangshandlungen.

Die Zwangsgedanken wiederum werden unterteilt in:
- Zwangsbefürchtungen,
- Zwangsideen,
- Zwangsvorstellungen,
- Zwangsimpulse und
- Grübelzwang

Die Zwangshandlungen unterteilen sich wiederum in:
- Reinlichkeitszwang,
- Kontrollzwang,
- Ordnungszwang,
- Berührungszwang,

- Zählzwang und
- verbale Zwänge.

Die Ursachen sind der Schulmedizin bis heute unbekannt, man vermutet eine Kombination von Veranlagung, Hirnstoffwechselstörung und seelischen Ursachen. Und wie immer, wenn man in Erklärungsnot ist, müssen die Gene dafür herhalten. Behandelt werden Zwangsstörungen normalerweise mit Psychotherapie, Antidepressiva und Neuroleptika. Die Rückfallquote nach Absetzen der Medikamente liegt bei ca. 90%. Wenn man nun bedenkt, wie viele komplizierte Gedankengänge sich ein angehender Mediziner oder Therapeut aneignen muss, bevor er eine staatliche Heilerlaubnis erhält, wird einem klar, dass die einfachsten Lösungen gar nicht erst in Betracht gezogen werden.

Wenn diese erfolgreiche Unterhaltung mit Frau K. eine einmalige Sache gewesen wäre, könnte man von Zufall sprechen, aber es gibt zu viele derartige Fälle. Ob die Schulmedizin dies mit Zwangsstörungen oder anderen Spezialausdrücken benennt - Fakt ist, man kann solche Unannehmlichkeiten in wenigen Stunden beheben - auch ohne Chemie. Was mir noch als sehr wichtig erscheint: Man benötigt dafür keine jahrelange Ausbildung. Jeder halbwegs vernünftige Mensch, der Interesse daran hat, kann so etwas tun. Ich habe (viele) Menschen erlebt, ohne jegliche Vorbildung auf diesem Gebiet, die nach einer eintägigen Unterweisung Fälle gelöst haben, die schon länger als fünf Jahre vergeblich psychotherapeutisch behandelt wurden. In der Regel dauerte solch ein Gespräch nicht viel länger als zwei Stunden.

Auch dieses Verfahren hat seine Grenzen, aber solange ein Mensch ansprechbar ist, kann man zumindest eine deutliche Verbesserung seines Zustandes herbeiführen. Sie müssen auch keine teuren Seminare besuchen, um das DK-Verfahren zu lernen. Allein die Anweisungen in diesem Buch genügen.

Grundsätzliche Fragen und Anweisungen im DK-Verfahren

- Welche Situation benötigen wir, um dein Ziel zu erreichen?
- Geh in die Situation, die wir brauchen um...
- Irgendetwas in dir weiß, was nun geschehen muss, damit…
- Welche Situation benötigen wir, damit es jetzt weiter geht?
- Geh nun in die Situation, die verantwortlich ist dafür, dass du jetzt nichts mehr wahrnimmst.
- Was muss geschehen, damit alle Teile in dir harmonisch zusammenarbeiten?

Diese oder sinngemäß ähnliche Fragen sollten Sie unbedingt auswendig lernen.

So gestalten Sie eine DK-Sitzung

1. Ihr Klient benötigt ein klares Ziel
In der Regel erzählen die meisten Menschen all die Dinge, die sie nicht möchten. Das können verschiedene Arten von Leiden sein, zwischenmenschliche Schwierigkeiten, berufliche Schwierig-keiten usw. Die Aufmerksamkeit der meisten Menschen ist in einer Negativspirale gefangen. Ihre erste Aufgabe besteht darin, Ihren Klienten in den Zielzustand hineinzufragen. Verwenden Sie folgende Fragen:

- “Was möchten Sie statt dessen?”
- “Woran werden Sie erkennen, dass Sie Ihr Ziel erreicht haben?”
- “Was werden Sie sehen, fühlen und hören, wenn Sie Ihr Ziel erreicht haben?”

Googeln Sie nach NLP sinnesspezifische Zielermittlung. Fragen Sie so intensiv und so lange, bis Sie sehen, dass Ihr Klient eine klare Vorstellung (ein klares inneres Erleben) von seinem Zielzustand hat. Dies ist äußerst wichtig, um eine Sitzung zielgerichtet zu führen. Wenn Sie hier oberflächlich arbeiten, wird die Sitzung unnötig lange dauern, wenig bis keine Ergebnisse bringen oder ganz ins Leere laufen.

Geben Sie Ihrem Klienten schon in dieser Phase ganz beiläufig zu verstehen, dass er seine Augen schließen kann.

2. Der Einstieg
Je nach Situation beginnen Sie mit einer der folgenden Fragen oder Anweisungen:

- Welche Situation benötigen wir, um an der Sache zu arbeiten?
- Welche Situation benötigen wir, um dein Ziel zu erreichen?
- Geh nun in die Situation, die wir benötigen, damit du dein Ziel erreichst.

Ganz gleich, was Ihr Klient darauf antwortet, damit arbeiten Sie. Hiermit haben sehr viele Anwender anfangs ihre Schwierigkeiten. Sie suchen nach Zusammenhängen und wenn Sie diese nicht sofort erkennen, beginnen sie die Antwort anzuzweifeln. Vertrauen Sie einfach darauf, dass es einen Zusammenhang gibt, zwischen dem, was der Klient schildert und seinem Problem. Dieser Zusammenhang existiert, auch wenn Sie ihn zu diesem Zeitpunkt noch nicht erkennen. Merken Sie sich:

In der Einstiegsphase wird alles akzeptiert, so unlogisch es auch erscheinen mag.

Stellen Sie gerade am Anfang viele sinnesspezifische Fragen und Orientierungsfragen.

- *Was nimmst du wahr?*
- *Wie fühlt sich das an?*
- *Wie hört sich das an?*
- *Wie sieht das aus?*
- *Wer ist vor dir, neben dir? Was ist rechts von dir?*

usw.

Dies bewirkt **eine Trance** bei Ihrem Klienten, **die sich selbst reguliert.**

3. Das Ziel ansteuern

Klienten haben in der Regel die Tendenz, alle möglichen Geschichten zu erzählen, um erneuten Schmerz zu vermeiden. Hier ist es wichtig, absolut zielstrebig zu arbeiten. Sie können davon ausgehen, dass fast alles, was Ihnen Ihr Klient unaufgefordert freiwillig erzählt, nur Ablenkungsmanöver sind. Sie müssen immer wieder darauf bestehen, zur Sache zu kommen. Mit Fragen und Anweisungen wie:

- *Was hat das mit unserer Sache zu tun?*
- *Wie geht es nun weiter?*
- *Geh nun weiter bis zu dem Punkt, der für uns wichtig ist.*

Ihre Fragen müssen bestimmt sein und Sie müssen eine Antwort erwarten. Das ist ein wichtiger Punkt, auf den wir im zweiten Teil noch zu sprechen kommen.

3. Erinnerungslücken schließen

Halten Sie sich immer das eigentliche Ziel vor Augen: die Befreiung der Aufmerksamkeit. Die Aufmerksamkeit wird gebunden von traumatischen Erfahrungen, Glaubensmustern, ungelösten seelischen Konflikten und latenten Programmen. Um die Aufmerksamkeit zu befreien, müssen wir unbewusstes Material bewusst machen, das heißt: Erinnerungslücken schließen. Handelt es sich um traumatische Erlebnisse, ist oftmals zunächst eine (Teil-) Entladung des Traumas notwendig. Dazu wird der Klient Schritt für Schritt durch das Trauma geführt. Hier unterscheidet sich unser Verfahren ganz deutlich von hypnotischen Verfahren. Dadurch, dass wir mit einer selbstregulierenden Trance arbeiten und den Klienten bei vollem Wachbewusstsein durch das Trauma führen, verhindern wir, dass er von den Erlebnissen überflutet wird.

Wichtig ist jedoch, dass Sie als Gesprächspartner von den Ereignissen unberührt bleiben und sich nicht emotionalisieren lassen. Sie sind der Bezugspunkt, der den Klienten völlig emotionslos durch den Prozess führt.

In der Praxis sieht das so aus, dass Sie zunächst Emotionen freilegen. Beobachten Sie Ihren Klienten genau. Sobald Sie erkennen dass sich Emotionen bemerkbar machen, ermuntern Sie Ihren Klienten, weiterzugehen und die Emotionen dadurch zu verstärken. Als guter Beobachter erkennen Sie Emotionen, noch bevor Sie Ihrem Klienten zu Bewusstsein kommen. Emotionen sind wie Gold in unserem Prozess.

Ich weiß, das hört sich nicht höflich an, aber treiben Sie ihren Klienten gnadenlos vorwärts durch das Geschehen. Lassen Sie ihn das Erlebnis einmal vollständig durchlaufen und achten Sie darauf, dass er seinen Gefühlen freien Lauf lässt. Je nachdem wie heftig die Entladung ist, gönnen Sie ihm eine kleine Verschnaufpause, loben Sie ihn. Lassen Sie ihn tief in den Bauch hineinatmen. Bleiben Sie selbst völlig locker und unbeeindruckt.

Signalisieren Sie ihm, sowohl durch Ihr Verhalten als auch durch Ihre Äußerungen, dass das alles gar nicht so schlimm ist.

Dies ist es auch in der Tat nicht. Therapeuten können jedoch durch ihr Gesamtverhalten und ihre unbedachten Äußerungen eine völlig harmlose Situation extrem verschlimmern. Erinnern Sie sich an kleine Kinder, die sich unwesentlich verletzt haben. Wenn Sie als Erwachsener dieser kleinen Wunde übermäßig viel Aufmerksamkeit schenken, entsteht ein Fiasko. Wenn Sie dem Kind signalisieren, dass das gar nicht schlimm ist, ist die Sache schnell vergessen. Kinder haben noch eine sehr feine Wahrnehmung und richten sich nach Ihrer Einschätzung der Situation.

Ich habe die Erfahrung gemacht, dass auch Erwachsene auf die gleiche Weise reagieren. Unterbricht man eine Sitzung, ohne die Sache vollständig aufzulösen, ist die erste Reaktion des Klienten, nachdem er die Augen öffnet, ein fragender Blick. Es ist die nonverbale Frage: Muss ich mich jetzt schlecht fühlen oder darf ich mich gut fühlen? Signalisiert man der Person "alles ist gut," wird sie sich gut fühlen. Signalisiert man der Person Zweifel, fühlt sie sich dementsprechend. Testen Sie es selbst in einer Ihrer Sitzungen, Sie können nur daraus lernen.

Nachdem das Trauma einmal grob durchlaufen wurde, schicken Sie Ihren Klienten zum zweiten Durchgang mit den Worten: *„Nun löse dich von der Situation und geh noch einmal zum Anfang zurück. Achte jetzt auf alles, was du hörst, geh ganz langsam weiter und achte auf jedes einzelne Wort."*

Sollten mehrere Menschen an der Situation beteiligt gewesen sein, gilt: Für jede dominierende Person ein Durchgang. Mit den Worten *„Konzentriere Dich nun nur auf alles, was Person X sagt."* schicken Sie den Klienten durch das Trauma. Dies ist ganz wichtig, um latente Programme aufzulösen. Das Gleiche gilt für alle visuellen und alle kinästhetischen Wahrnehmungen. Ziel ist es, dass der Klient die Situation vollständig durchlaufen kann, ohne jegliche emotionale Reaktion. Beobachten Sie dabei äußerst aufmerksam seine Physiologie. Sollten Sie unsicher sein oder Zweifel haben, dass alles gelöst ist, machen Sie folgenden Test. Fragen Sie den Klienten, ob es da noch etwas zu bearbeiten gibt, wahrscheinlich wird er mit Nein antworten. Nun fordern Sie ihn auf folgenden Satz zu wiederholen:
"Nein, da ist nichts mehr."

Lassen Sie ihn diesen Satz endlos wiederholen. Achten Sie darauf, dass er dies laut und in überzeugendem Ton tut. Beobachten Sie dabei genau seine Reaktionen. Sollte er diesen Satz wie gefordert ca. 30 mal wiederholt haben, ohne dass sich irgendwelche Emotionen zeigen, können Sie davon ausgehen, dass die Sache erledigt ist. Falls noch unentdeckte Ladungen vorhanden sind, erzeugen diese Worte einen Konflikt und dieser macht sich schon nach wenigen Wiederholungen mit entsprechenden Gefühlen bemerkbar. Während der Verstand sagt, dass alles okay ist, rebelliert das Unbewusste und bringt die versteckte Ladung zum Vorschein.

4. Harmonisieren

Sollte es sich um eine Situation handeln, in der ein Mensch

einem anderen Menschen ein Leid zugefügt hat, ist es wichtig, dass Sie den Prozess mit einer Harmonisierung abschließen. Das Thema Harmonisierung haben wir anfangs schon behandelt.

DK bei Depressionen

Die am häufigsten auftretende psychische Erkrankung unserer Zeit ist die Depression. Wissenschaftler und Psychologen zerbrechen sich mittlerweile die Köpfe, warum gerade in den entwickelten Industrieländern, wo doch für alles gesorgt ist, die Tendenz steigend ist. Menschen können sich aus verschiedenen Gründen niedergeschlagen und gedrückt fühlen. Falsche Erwartungen (Enttäuschung - das Ende einer Täuschung), Verluste aller Art, chronische Schmerzen usw.

Häufen sich diese Erlebnisse, geraten diese Menschen schnell in eine Negativspirale; ein Teufelskreis, der sich manifestiert und den Betroffenen in seelische Abgründe reißt. Meiner Meinung nach benötigt man allerdings keine wissenschaftliche Ausbildung, um zu erkennen, warum die Depressionen gerade in der modernen Welt den ersten Platz einnehmen. Etwas gesunder Menschenverstand reicht da vollkommen aus zur Erkenntnis. Die systematisch betriebene Selbstentfremdung, das Schüren von Angst (Existenzangst an erster Stelle) und die totale Manipulation durch die Medien führen dazu, dass Menschen nicht mehr in der Lage sind, ihre eigenen Bedürfnisse zu erkennen. Depression ist falsch gelebtes Leben. Eine Depression kommt nicht über Nacht (hier gibt es allerdings zwei Ausnahmen), es ist ein schleichender Prozess, eine Sammlung negativer Erinnerungen. Je früher man diesen Teufelskreis durchbricht, umso besser.

Zwei Arten von Depression können allerdings durchaus über Nacht auftreten: die programmierte Depression und die Depression infolge tragischer Erlebnisse. Beide Arten von Depressionen können nach den gleichen Prinzipien wie zum

Beispiel Zwänge und Ängste bearbeitet werden. Wie der Name schon sagt, handelt es sich bei programmierten Depressionen um ein Programm, das in Zeiten eingeschränkter Bewusstheit installiert wurde. Die akute Depression kann die Folge eines Traumas oder eines unerwarteten Schicksalsschlages sein.

Schleichende Depressionen

Wenden wir uns zunächst den schleichenden Depressionen zu. Ziel ist es, den betroffenen Menschen wieder mit seiner ursprünglichen Lebensmission in Verbindung zu bringen. Je nachdem, wie tief ein Mensch in diesem Zustand versunken ist, kann es schwierig sein, ihn zu einer konstruktiven Mitarbeit zu motivieren. Depressive Menschen verfügen in der Regel über sehr wenig freie Energie und es ist oberstes Gebot, die Energiereserven nicht noch weiter zu schmälern. Jeder ungelöste seelische Konflikt, den Sie stimulieren und nicht lösen, blockiert und bindet weitere Energie. Welche Möglichkeiten haben Sie?

Als erste Maßnahme lenken Sie die Aufmerksamkeit des Klienten auf etwas Positives. Dies kann alles sein, was positive Gefühle auslöst. Bei manchen Menschen wird das nicht so einfach sein. Wenn Sie mit einem Menschen zu tun haben, der Ihnen vollkommen desinteressiert gegenübersitzt, ist es notwendig erst einmal seine Aufmerksamkeit zu erlangen. Das wirksamste Mittel hierfür ist ein unkonventionelles Verhalten, etwas das die Gedankenmuster Ihres Klienten unterbricht und seine Neugierde weckt. Nun sind Sie sicher neugierig, wie so ein unkonventionelles Verhalten aussehen könnte. Das ist in erster Linie situationsabhängig. Das kann ein Schock sein, provokative Äußerungen oder etwas total Unsinniges, ein Verhalten mit dem Ihr Klient absolut nicht rechnet, das sich aber dennoch in einem Rahmen befindet, der akzeptabel ist. Es geht darum, sein augenblickliches Verhaltensmuster zu unterbrechen und ihm gleichzeitig eine bessere Alternative anzubieten. Immer dann, wenn wir einen Menschen in eine

Situation bringen, für die er kein Verhaltensprogramm hat, schaltet sein Hirn um in den Lernmodus. Das heißt, er ist bereit, etwas Neues zu lernen und offen für Suggestionen.

Also, wenn es sein muss, schlagen Sie kräftig mit der flachen Hand auf den Tisch, erzählen Sie einen anzüglichen Witz oder holen sie eine Pappnase aus der Schublade und ziehen sie an. Ganz gleich, was Sie tun, wichtig ist, die Routine zu durchbrechen und sich die Aufmerksamkeit zu sichern. Aber passen Sie auf, dass Ihnen Ihr Klient nicht davonläuft.

<u>Geeigneter Einstieg:</u>

*"Es gibt da eine Situation in ihrem Leben, in der Sie sich **sehr wohlgefühlt** haben, **voller Stärke und Zuversicht**, eine ganz bestimmte Situation und es gibt da einen Teil von Ihnen, der weiß, wovon ich gerade rede......... Wie **finden Sie das**?" (Kurze Pause) Die Atmung hat sich vertieft... deutliche Anzeichen dafür dass gerade etwas dabei ist, sich zu verändern ist..... erste Anzeichen für Wohlbefinden... und all das geschieht von selbst....... Hätten Sie gedacht, dass es so einfach sein kann, **Stärke und Zuversicht** zu ver**spüren** ist angenehm und gibt Sicherheit. Und der nächste Schritt besteht nun darin, dass dieser Teil in Ihnen weitere Veränderungen vornehmen kann, auf eine Art und Weise, dass innere **Stärke und Zuversicht** sich mehr und mehr ausbreiten und Energie **freisetzen,** Energie in Form von Lebensfreude. Vieles verändert sich über Nacht, wenn die gesamte Aufmerksamkeit nach innen gerichtet ist, können sich Dinge neu ordnen, in Harmonie neu ausrichten. Alles, was Sie von einem solchen Prozess merken, ist, dass es Ihnen viel besser geht, Sie sehen die Welt plötzlich mit neuen Augen, entwickeln Initiative, ohne genau zu wissen, was da eigentlich geschehen ist."*

Je nach Reaktion des Klienten folgen hier viele weitere ähnliche Anweisungen. Ziel ist es, möglichst viele unbewusste Prozesse auszulösen, <u>die alle in Richtung innere Stärke, Zuversicht, Lebensfreude</u> etc. zielen. Am Ende dieser Prozessinstruktionen empfiehlt es sich, die bewusste Mitarbeit noch mit einzubeziehen.

"Es ist bestimmt interessant für uns beide zu erfahren, wie viele positive Dinge Sie in ihrem Alltag entdecken, die Ihnen vorher verborgen waren oder sich jetzt zusätzlich einstellen."

Hierfür halten Sie für Ihren Klienten ein besonderes Formular zum Erstellen einer Positivliste bereit. Schreiben Sie auf dieses Blatt ganz oben die Worte:

Folgende positive Dinge sind mir heute aufgefallen:
1.) ....
2.) ....
usw.

Animieren Sie Ihren Klienten dazu, jeden Tag möglichst viele positive Dinge in seinem Leben zu finden und sie einzutragen. Dies gibt seiner Aufmerksamkeit eine neue Richtung und ist sinnvoller, als jeden Tag irgendwelche Pillen einzunehmen.

Textanalyse

"Es gibt da eine Situation in Ihrem Leben, in der Sie sich sehr wohlgefühlt haben, voller Stärke und Zuversicht, eine ganz bestimmte Situation und es gibt da einen Teil von Ihnen, der weiß, wovon ich gerade rede..........Wie finden Sie das?" Durch solche Formulierungen werden Suchprozesse nach entsprechenden Erlebnissen ausgelöst. Teile, in denen diese Erlebnisse gespeichert sind, werden aktiviert und es kommt zwangsläufig zu einer Stimmungsaufhellung. Beachten Sie die Frage zum Schluss: "Wie finden Sie das?" Solche Anhänge haben mehrfache Wirkungen. Auf bewusster Ebene ist es eine einfache Frage nach der Meinung des Klienten zu der geäußerten Behauptung. Auf unbewussten Ebenen ergeben sich gleich mehrere Bedeutungen.

- Die Frage nach der Meinung.
- Die Frage danach, wie die behaupteten Situationen zu

finden sind.

- Der Auftrag: Wie **finden Sie das.**

Die Atmung hat sich vertieft… deutliche Anzeichen dafür, dass eine Veränderung stattfindet.... erste Anzeichen für Wohlbefinden
...und all das geschieht von selbst...Die Atmung Ihres Klienten wird sich (falls nicht schon geschehen) in dem Moment vertiefen, da Sie es erwähnen. Dies bestärkt alles vorher Gesagte sowie alles Nachfolgende. Es ist quasi der Beweis für den zweifelnden Verstand, dass ein Veränderungsprozess eingesetzt hat.

Die Bemerkung "erste Anzeichen für Wohlbefinden" bewirkt eine Ausrichtung der bewussten Aufmerksamkeitsanteile, nach diesen Anzeichen zu suchen. Der Hinweis "und all das geschieht von selbst" deutet darauf hin, dass der Klient nichts dafür zu tun braucht, aber auch nichts dagegen unternehmen kann. Wir bedienen uns hier des gleichen Musters, durch das die Depression wirkt. Menschen mit Depressionen haben nicht das Gefühl, dass sie sich selbst niederdrücken. Sie haben vielmehr das Gefühl, den Prozessen, die ablaufen, hilflos ausgeliefert zu sein. Sie haben das Gefühl, dass es von selbst geschieht. Diesen schon vorhanden Mechanismus nutzen wir. Aus diesem Grund auch die Formulierung: **Die** Atmung hat sich vertieft, statt **Ihre** Atmung hat sich vertieft.

„……hätten Sie gedacht, dass es so einfach sein kann, Stärke und Zuversicht zu verspüren ist angenehm und gibt Sicherheit."

"……hätten Sie gedacht, dass es so einfach sein kann?" Diese Frage impliziert, dass die Veränderungen alle schon geschehen sind. Ganz gleich, wie Ihr Klient innerlich darauf antwortet, er bestätigt die Veränderung: „Ja, das hätte ich gedacht." ODER: *„Nein, das hätte ich nicht gedacht."*

Zusätzlich ist hier noch eine Überlappung von zwei Sätzen eingebaut. Der erste Satz endet mit den Worten, mit denen der zweite Satz beginnt: *„...sein kann,* ***...Stärke und Zuversicht zu verspüren...*** *ist angenehm...“*

Mit den Worten *“Und der nächste Schritt besteht nun darin, dass dieser Teil in Ihnen weitere Veränderungen vornehmen kann.”* wird die Feststellung getroffen, dass der erste Schritt bereits vollendet ist. Es ist noch mal eine Bestärkung, dass alle bisherigen Behauptungen realisiert sind.

Die Worte *“...auf eine Art und Weise, dass innere Stärke und Zuversicht sich mehr und mehr ausbreiten und Energie freisetzen. Energie in Form von Lebensfreude.”* bedeuten eine erneute Aktivierung in Richtung Stärke, Zuversicht und Lebensfreude.

“Vieles verändert sich über Nacht, ***wenn die gesamte Aufmerksamkeit nach innen gerichtet ist,*** *können sich Dinge neu ordnen, in Harmonie neu ausrichten.”* Dieser Satz enthält auch wieder eine Überlappung. Hier werden nun zum ersten Mal auf ganz sanfte Weise eventuelle ungelöste seelische Konflikte angesprochen. Gleichzeitig wird der Auftrag erteilt, diese Konflikte auf unbewusster Ebene zu bearbeiten. (*“...können sich Dinge neu ordnen, in Harmonie neu ausrichten.”*)

“Alles, was Sie von einem solchen Prozess merken, ist, dass es Ihnen viel besser geht, Sie sehen die Welt plötzlich mit neuen Augen, entwickeln Initiative, ohne genau zu wissen, was da eigentlich geschehen ist.” Hier wird nochmals betont, dass der Prozess unbewusst verläuft. Gleichzeitig ist die indirekte Suggestion enthalten, die Welt mit neuen Augen zu sehen und aktiv zu werden.

Der Gesamttext enthält am Anfang einige fettgedruckte Wörter („...**finden Sie das!**“). Dies sind Wörter, die Sie zusätzlich analog markieren können. Mehr dazu im Teil 2.

Wenn Sie auf diese Art arbeiten, sind Sie auf der sicheren Seite. Dieses Vorgehen können Sie in allen Risikofällen einsetzen.

<u>Sollten Sie sich nicht sicher sein, was Sie Ihrem Klienten zumuten können, verzichten Sie darauf, die Ursachen direkt anzugehen und arbeiten Sie mit Prozessinstruktionen.</u>

Allerdings ist es nicht damit getan, eine vorgefertigte Prozessinstruktion einfach abzulesen. Gute Prozessinstruktionen entstehen aus der jeweiligen Situation heraus und richten sich hauptsächlich nach den Reaktionen, die Sie an der Physiologie Ihres Klienten erkennen können. Wir kommen im zweiten Teil noch einmal auf Prozessinstruktionen zu sprechen. Dort erwartet Sie ein kleines Trainingsprogramm, wie Sie diese Instruktionen aus dem Stegreif heraus bilden und noch wirksamer gestalten können.

Akute und programmierte Depression

Wenn ein Mensch urplötzlich von einer Depression befallen wird, können Sie davon ausgehen, dass sich entweder aktuell etwas Tragisches in seinem Leben ereignet hat (Verlust, Enttäuschung, Trauma etc.) oder dass ein ruhendes Programm stimuliert wurde.
In beiden Fällen kann man durch das DK-Verfahren die Sache oft mit einer Sitzung lösen. Hier gehen Sie nach den bekannten Prinzipien vor.

- *Welche Situation benötigen wir?*
- *Geh in die Situation, die…*
- *Was muss geschehen, damit...?*
- *Bewusst machen der Programmierung*
- *Harmonisierung*

Hat die Programmierung in der Schwangerschaft stattgefunden, handelt es sich meistens um die Gefühle der Mutter. Fragen Sie Ihren Klienten, wie er sich fühlt. Nachdem er seine Gefühle geäußert hat, fragen Sie, wessen Gefühle das sind, die er spürt. In der Regel erkennt er dann sofort, dass es sich um die Gefühle der Mutter handelt. Hier hilft dann auch wieder eine Harmonisierung der Situation. Auch bei anderen emotionalen Zuständen (zum Beispiel Wut, Aggression, etc.) deren Ursachen in der Zeit der Schwangerschaft liegt, handelt es sich meist um eine Übertragung der Gefühle von der Mutter auf das Ungeborene.

Schnelle Prozesse

Viele Disharmonien lassen sich innerhalb weniger Minuten lösen, indem Sie nur mit dem Zellgedächtnis des Körpers arbeiten. Allerdings funktioniert dies nicht, sobald Wortprogrammierungen mit im Spiel sind. Bei diesen Prozessen konzentrieren Sie sich nur auf den kinästhetischen Kanal. Das heißt, Sie sorgen dafür, dass der Klient nur beschreibt, was er gerade fühlt. Handelt es sich zum Beispiel um Ängste, könnte ihre Frage lauten:

„Was fühlen Sie dabei wenn diese Angst aufkommt?“ Vielleicht lautet die Antwort: *„Eine Beklemmung im Bauch.“* Dann fahren Sie fort: *„Gut, eine Beklemmung im Bauch. Was fühlen Sie noch? Wie geht es weiter?“* Hier wird der Klient weitere Gefühle schildern. Sie sorgen dafür, dass der Prozess am Laufen bleibt. Fragen Sie nach weiteren Gefühlen und sorgen Sie dafür, dass der Klient nicht abschweift. Sollte Ihr Klient seine Gefühle erklären wollen, unterbrechen Sie ihn. „Das spielt nun keine Rolle, bleiben Sie nur bei den Gefühlen, erzählen Sie mir, was Sie spüren. Tauchen Sie voll ein in diese Gefühle.“

Sobald Ihr Klient sich auf das Einstiegsgefühl eingelassen hat, fragen Sie nach weiteren Gefühlen. Ermutigen Sie dazu, voll reinzugehen und es zuzulassen. In der Regel genügen zwei bis drei körperliche Gefühle, um das Zellgedächtnis zu aktivieren. Wie durch eine Kettenreaktion werden dann alle weiteren dazu gehörigen Gefühle aktiviert und Ihr Klient erlebt die

Ursprungssituation erneut. Dies sieht mitunter schlimmer aus als es ist und bringt eine augenblickliche Lösung.

Sollte das Problem nach einer solchen Sitzung weiter bestehen, haben wir es mit einer zusätzlichen Wortprogrammierung zu tun. Dann müssen Sie den Inhalt der Situation offenlegen und die Wortprogrammierung bewusst machen.

Verbesserung der Lebensqualität

Unter Verbesserung der Lebensqualität verstehe ich das erreichen persönlicher Ziele und die Erfüllung persönlicher Wünsche. Wie ich anfangs schon erwähnt habe, erleben wir das, worauf wir überwiegend unsere Aufmerksamkeit richten, denn mit unserer Aufmerksamkeit steuern wir auch unsere Energie. Unsere Aufmerksamkeit wird nicht nur von traumatischen Erfahrungen und ungelösten seelischen Konflikten gefangen genommen. Unsere Erziehung, der Prozess der Sozialisation hat einen noch stärkeren Einfluss.

Ein Trauma oder einen Konflikt können wir direkt ansteuern und lösen, denn dabei handelt es sich meist um ein einmaliges Erlebnis. Bei einem Erziehungsmuster sieht es etwas anders aus. Hier haben wir es mit Prägungen zu tun, die schon von klein auf die Aufmerksamkeit in eine bestimmte Richtung ausgerichtet haben. Dadurch entstand eine Spirale von Erwartung und Bestätigung, die sich endlos fortsetzt.

In der Praxis sieht dies dann so aus, dass bestimmte Menschen immer wieder die gleichen Erlebnisse anziehen, immer wieder die gleichen Probleme in Beziehungen haben, immer wieder Verluste, Enttäuschungen, Überlebenskämpfe, finanzielle Probleme, Hilflosigkeit usw. erleben. Derartige Probleme sind auch mit dem DK-Verfahren nicht in einer Sitzung zu lösen. Allerdings kann man auch hier ganz gezielt Schlüsselerlebnisse bearbeiten, auf die weitere Folgeerlebnisse aufgebaut sind. Löst man eines dieser Schlüsselerlebnisse, kommt es zu einer Kettenreaktion und alle darauf aufbauenden Glaubensmuster werden außer Kraft gesetzt. Hier ist es allerdings wichtig, dass man sich vorab über die Konsequenzen klar ist, die solche Veränderungen mit sich bringen können. So kann es durchaus vorkommen, dass die erfolgreiche Aufarbeitung eines Schlüsselerlebnisses, das zum Beispiel Ursache für finanzielle Einschränkungen war, nun gleichzeitig zur Auflösung einer bis dahin funktionierenden Beziehung führt. Wenn sich in einer Beziehung einer der Partner weiterentwickelt, während der andere den Status quo hält, kommt es zwangsläufig zu Problemen. Aus diesem Grund sollten sich beide Partner mit diesem Thema befassen.

Die meisten (Erziehungs-)Glaubensmuster sind so tief verwurzelt, dass wir sie als solche nicht erkennen. Als Beispiel betrachten Sie sich die westlichen Industrienationen. Die Menschen leben, als seien sie unsterblich. In groben Zügen ist das gesamte Leben vorbestimmt. Was "lebensnotwendig" ist, bestimmt die jeweilige Mode. Aussteigen kann kaum jemand, ohne als asozial angesehen zu werden. Nehmen Sie sich Zeit, denken Sie darüber nach, wie viel kostbare Energie und Lebenszeit Sie für Dinge investieren, die zum Leben nicht notwendig sind. Diese Muster sind so tief eingebrannt, dass wir, selbst wenn wir für einen Moment den Durchblick haben, die Erkenntnis sofort mit einem "Ja, aber..." außer Kraft setzen. Diese Gedanken bis zur letzten Konsequenz weiterzudenken, hat etwas Bedrohliches, geradezu als würde man schlafende Hunde wecken.

Was glauben Sie, wer da wohl dahinter steckt?

DK-Verfahren für mehr Lebensqualität

"Egal, was ich auch tue, ich komme einfach auf keinen grünen Zweig." Ein solcher Glaubenssatz wirkt wie ein Zauberspruch, er ist die perfekte sich selbst erfüllende Prophezeiung. Wer eine solche Lebenseinstellung sein Eigen nennt und nichts dagegen unternimmt, hat schlechte Karten. Testen Sie sich selbst: Wie gut haben Sie die Prinzipien der "Direkten Kommunikation" verstanden? Wie würden Sie in einem solchen Fall vorgehen?

Schreiben Sie die Antwort auf, bevor Sie weiter lesen.

Mögliche Einstiegsfragen wären:

- *Welche Situation brauchen wir, um mit diesem Glaubensmuster zu arbeiten?*
- *Geh in die Situation, die dafür verantwortlich ist, dass du dies glaubst.*
- *Welche Erlebnisse haben diese Annahme bei dir verursacht?*

Ganz gleich, was der Klient äußert - damit arbeiten Sie. Allerdings werden Sie hier wahrscheinlich mehrere Situationen durcharbeiten müssen. Ziel ist es, ein Schlüsselerlebnis zu finden. Sie sollten daher immer wieder die Frage stellen, ob es noch ein früheres, ein wichtigeres oder ein stärkeres Erlebnis gibt. Aber seien Sie sicher, selbst wenn Sie in der ersten Sitzung nicht bis zum Schlüsselerlebnis vordringen werden, so wird das, was Sie auf den Weg dorthin aufarbeiten, schon nach der ersten Sitzung deutlich Wirkung zeigen.

Zusätzliche Fragen könnten/sollten hier sein:

- *Was würde geschehen, wenn du doch plötzlich auf einen grünen Zweig kämst?*
- *Was würde sich an deinem Leben verändern, wenn du plötzlich auf einen grünen Zweig kommen würdest?*
- *Wie fühlt sich das an?*

Nicht selten erzeugen solche Vorstellungen Schuldgefühle beim Klienten. Sollte dies der Fall sein, ist dies wiederum ein Thema für sich. Inzwischen sollten Sie in der Lage sein, eigene Einstiegsfragen zu formulieren. Wie würden Sie die Einstiegsfragen für Schuldgefühle formulieren? Denken Sie an das Prinzip des DK-Verfahren.

Das Unbewusste Ihres Klienten weiß, warum es so ist, wie es ist und was notwendig ist für eine optimale Veränderung. Ihre

<u>Aufgabe ist es, die zweckmäßigsten Fragen zu stellen und den Prozess in Bewegung zu halten. Mehr brauchen Sie nicht zu tun.</u>

Mögliche Fragen/Anweisungen:

- *Welche Situation brauchen wir, um diese Schuldgefühle aufzulösen?*
- *Geh in die Situation, die für diese Schulgefühle verantwortlich ist.*

Sie sehen, es sind im Prinzip immer wieder die gleichen Fragen und Anweisungen.

- *Welche Situation benötigen wir?*
- *Geh in die Situation, die…*
- *Was muss geschehen, damit...?*

Geht es irgendwo nicht weiter, benutzen Sie wiederum die gleichen Fragen/Anweisungen.

- *Welche Situation benötigen wir...? (...damit es weiter geht).*
- *Geh in die Situation, die… (...wir benötigen um weiter zu kommen).*
- *Was muss geschehen, damit...? (...es jetzt weiter geht).*

Wenn Sie diese Prinzipien beachten, können Sie nahezu alle Probleme lösen, schnell, einfach und gründlich. Nur in ganz seltenen Fällen werden Sie die Methoden aus dem Kapitel <u>Sonderfälle</u> benötigen.

Dieses Prinzip ist auf andere Themen übertragbar. Menschen, deren Probleme sich ständig wiederholen, verursachen dies selbst durch entsprechende Glaubensmuster. Bestimmen Sie diese Muster und fragen Sie nach der Ursache. Lassen Sie die Ursache bewusst durchleben, wenn es sein muss, mehrmals. Bei Bedarf harmonisieren Sie die jeweilige Situation. Das heißt: Lassen Sie den Klienten in seiner Vorstellung die Situation erneut erleben. Diesmal aber so, wie es für seine Entwicklung optimal gewesen wäre.

Ihr Ziel ist es, die Aufmerksamkeit des Klienten zu befreien, und niemand weiß besser als das Unbewusste des Klienten, wie das zu geschehen hat - also fragen Sie das Unbewusste. Das ist “Direkte Kommunikation.”

Sollten Sie selbst unter hartnäckigen Problemen leiden und einen DK-erfahrenen Spezialisten suchen, finden Sie hier eine Liste von DK Anwendern http://www.trauma-abc.de/dk-anwender.html

Ihre eigene Freiheit

Sie verfügen nun über ein gutes Werkzeug, um Ihre Mitmenschen zu mehr persönlicher Freiheit, zu einer besseren Lebensqualität zu führen. Im zweiten Teil dieses Buches werden Sie weitere Feinheiten kennen- und anwenden lernen. Ich bin der Meinung, wir sollten in erster Linie an uns selbst denken, bevor wir uns für andere verausgaben. Nur wenn wir selbst stark und frei sind, können wir anderen Menschen wirklich helfen. Alles andere ist nur eine Flucht vor dem eigenen Unvermögen, vor den eigenen Schwächen. Was können wir für uns selbst tun?

Im Laufe der Jahre habe ich verschiedene Methoden getestet und werde Ihnen hier einige dieser Methoden vorstellen.

<u>Doch vorab eins: Es ist leichter sein eigenes schwerstes Trauma oder das eines anderen Menschen zu lösen, als die Wirkungen der Sozialisation, die Auswirkungen unserer Erziehung,
unserer persönlichen Geschichte aufzuheben.</u>

Vielleicht war Ihre Erziehung ganz in Ordnung, ohne Gängeleien und ohne unnötige Verbote, Schuldgefühle,

Bestrafungen etc. Aber sind Sie wirklich frei? Nach welchen Kriterien treffen Sie ihre Entscheidungen? Wahrscheinlich nach den allgemeinen Informationen, die Ihnen zur Verfügung stehen - und genau da liegt der Schwachpunkt. Solange wir nicht unseren ureigensten Intentionen folgen, sind wir auf Informationen aus zweiter Hand angewiesen und somit sind wir manipulierbar. Das, was Ihnen am glaubwürdigsten **erscheint,** bestimmt Ihr Urteil. Daran führt kein Weg vorbei, es sei denn, Sie machen Bekanntschaft mit einem Wesen, das Ihnen wahrscheinlich die Nackenhaare zu Berge stehen lässt, nämlich Bekanntschaft mit sich selbst. Nehmen Sie die Bemerkung mit den Nackenhaaren ruhig wörtlich, denn wenn Sie sich selbst zum ersten Mal begegnen, wird genau dies geschehen. Wenn Sie sich selbst zum ersten Mal gegenüber stehen, treffen zwei Welten aufeinander, und das wird ein wenig Chaos in Ihrem Nervensystem verursachen.

Also, was können Sie tun? Der vorerst bequemste Weg: Suchen Sie sich einen Partner, zeigen sie ihm dieses Buch oder besser noch, bringen Sie ihm alles bei, was Sie hier gelesen haben und dann arbeiten Sie gemeinsam. Dies ist der einfachste Weg, indem Sie sich mit einem vertrauten Menschen zusammentun und sich gegenseitig Ihre Leichen aus dem Keller holen. Dadurch werden Sie in kurzer Zeit so viel Energie frei machen, dass Sie auch für anspruchsvollere Wege gewappnet sind. Bedenken Sie eins: Was den Menschen lähmt und in einem Dauerzustand des Vor-sich-hin-Dösens hält, ist Energiemangel. In dem Moment, wo Sie über genügend Energie verfügen, kann Sie nichts mehr aufhalten.

Wenn Sie es wirklich wollen, können Sie es auch alleine schaffen. Wie, darum geht es im nächsten Kapitel.

Das Trauma der Menschheit

Wir Menschen stecken in einem ganz besonderen Dilemma. Wenn wir geboren werden, sind wir von unserer Umwelt vollkommen abhängig. Unser biologisches Überleben liegt in den Händen unserer Umwelt. Die Ursache für eventuelle spätere Probleme finden wir sogar oft schon in der vorgeburtlichen Phase. Haben wir das Gefühl, unwillkommen zu sein, ob berechtigt oder nicht, kann dies unser späteres Verhalten und Empfinden stark beeinträchtigen. Die Ursache von all dem ist die Angst ums Überleben. Unser Überleben ist davon abhängig, ob wir akzeptiert und geliebt werden. Dies ist der Grund, warum wir viele ursprüngliche Persönlichkeitsanteile nicht ausleben und warum es zur Entstehung einer Scheinpersönlichkeit kommt.

Ein Kind, das ständig von seiner Umwelt gebremst wird, zum Stillsein usw. ermahnt und gemaßregelt wird, wird diesen kritisierten Teil von sich früher oder später nicht mehr ausleben. Das heißt, ein Teil seiner selbst wird abgespalten und durch einen anderen (künstlichen) Teil (Tarnung) ersetzt – nämlich durch das Verhalten, von dem es glaubt, das es von ihm erwartet wird. Dies bedeutet einen enormen Energieverlust. Kürzlich las ich von einer Untersuchung in den USA. Wissenschaftler wollten herausfinden, welche die Botschaften sind, die kleine Kinder überwiegend zu hören bekommen. Zu diesem Zweck hat man ein- bis dreijährige Kinder mit Aufnahmegeräten ausgestattet. Die Auswertung ergab, dass jeder zweite Satz ein Verbot oder eine Maßregelung war: das darfst du nicht; sei still; tu, was ich dir sage; so was macht ein braves Kind nicht usw.

Können Sie sich vorstellen, was solche Botschaften bewirken - gerade in einer Zeit, in der die Erwachsenen als allmächtige Vorbilder angesehen werden und in der das Kind lernt, den eigenen Willen zu gebrauchen?

Wenn man sich vor diesem Hintergrund den gesamten Erziehungsprozess vor Augen führt, bekommt man eine Vorstellung davon, wie viel Potential blockiert wird. Da dieser Prozess über viele Jahre andauert und in der Regel schleichend ist, bemerkt kaum jemand seine eigene Entfremdung. So tragen wir alle mehr oder weniger abgespaltene Teile in uns. Wir benötigen enorm viel Energie, um all diese Teile unter Kontrolle zu halten und weitere Energie, um diese Scheinpersönlichkeit (Tarnung) aufrecht zu erhalten.

Diese Scheinpersönlichkeit garantiert unser Überleben, wir identifizieren uns mit ihr und entwickeln so ein Gefühl von eigener Wichtigkeit, der eine mehr, der andere weniger. Dieses Gefühl der eigenen Wichtigkeit wiederum bildet die Grundlage unserer Verletzlichkeit. Je wichtiger wir uns empfinden, desto anfälliger sind wir für Kränkung, Beleidigung, Enttäuschungen usw., selbstverständlich auch für die daraus resultierenden seelischen und körperlichen Störungen.

Die Kunst einer optimalen Lebensführung besteht, ebenso wie die einer optimalen Therapie, darin, die Konflikte dieser Polarität zu lösen. Wir sollten bestrebt sein, die blockierten Energien wieder zum Fließen zu bringen und zu unserem wahren Wesen zurückzufinden.

Ich erinnere Sie noch einmal: Jeder zweite Satz, den Sie als Kleinkind aufgenommen haben, war ein Verbot. Je nachdem, in welchem sozialen Umfeld Sie aufgewachsen sind, wurden diese Verbote zusätzlich durch Beschimpfungen, Bestrafungen (Schläge), negative Prognosen („Aus dir wird nie etwas!“) ergänzt. Dieser Prozess war mit drei Jahren noch lange nicht beendet. Erinnern Sie sich!? Ihr Wille wurde systematisch gebrochen, Ihre Lebensfreude unterdrückt und mit Schuldgefühlen verknüpft, Ihre Fantasie (Kreativität) als Unsinn und Spinnerei abgetan. Ihre ursprünglichen Wünsche hat man dem System angepasst. Diese Liste könnte endlos fortgeführt werden. Können Sie sich vorstellen, was passiert, wenn Sie heute, jetzt gleich, damit beginnen sich von diesem Müll zu befreien? Es ist ganz einfach, Sie müssen es nur wollen.

Im Folgenden stelle ich Ihnen eine kleine Übung vor, mit der Sie sich selbst von einem Großteil dieser Fremdbestimmung und Konflikte befreien können. Lassen Sie sich nicht täuschen von der Einfachheit dieser Übung. Leider ist uns die Tendenz anerzogen, alles Mögliche unnötig zu verkomplizieren. Dahinter versteckt sich eine Strategie des Systems. Die meisten Dinge, die man für ein glückliches Leben benötigt, sind nämlich einfach zu erhalten und einfach durchzuführen. Sie werden lediglich von bestimmten Menschen, Institutionen etc. verkompliziert, um andere Menschen in Abhängigkeit zu halten, Macht auszuüben und Profit zu machen. Denken Sie einmal darüber nach! Dieser Verkomplizierungs-Mechanismus ist so fest im Prozess der Erziehung verankert, dass viele Menschen nur noch kompliziert denken können und für alles Mögliche einen Spezialisten benötigen. Für diese Übung benötigen wir nur einen Spezialisten, nämlich SIE!

Selbsthilfe 1

Suchen Sie sich ein Erlebnis aus Ihrer frühen Kindheit, ein Erlebnis, bei dem man Ihnen ein Verhalten verboten hat, ein Erlebnis, bei dem Sie zu einer Verhaltensänderung gezwungen wurden, sei es durch Androhung von Strafen, Liebesentzug, Schläge oder dergleichen mehr. Sollten Sie Schwierigkeiten haben, sich konkret zu erinnern, eignet sich auch ein konstruiertes Erlebnis, von dem Sie wissen oder annehmen, das es so oder ähnlich stattgefunden haben könnte.

Schließen Sie die Augen und lassen Sie die Geschehnisse in Ihrem inneren Erleben ablaufen. Sehen Sie das kleine Kind, das Sie einmal waren, spüren Sie seine Gefühle, erkennen Sie seine Gedanken und Wünsche. Versetzen Sie sich möglichst vollständig in die Lage des Kindes, das Sie einmal waren, spüren Sie die Trauer, die Enttäuschung und die Ängste, gehen Sie das Erlebnis vollständig durch. Richten Sie Ihre Aufmerksamkeit auf möglichst viele Details Ihrer Wahrnehmung, insbesondere beim Sehen, Hören und Fühlen. Gehen Sie zu diesem Kind hin, nehmen Sie es in Ihre Arme und zeigen Sie Verständnis. Erklären Sie dem Kind, warum die einzelnen Beteiligten damals so handelten. Verurteilen Sie niemanden, auch wenn die Situation noch so ungerecht war, sondern erklären Sie, dass es bestimmten Beteiligten evtl. an den nötigen Fähigkeiten gefehlt hat, angemessen zu reagieren usw.

Zum Schluss versprechen Sie dem Kind, dass Sie es nun nicht mehr allein lassen werden, dass Sie es nicht mehr verstoßen werden und dass Sie sich immer um es kümmern werden. Vielleicht stellt das Kind Ihnen Fragen, dann reden Sie mit ihm. Der Prozess ist beendet, sobald Sie das sichere Gefühl haben, das nun alles in Ordnung ist.

Haben Sie das Prinzip dieser kleinen Übung erkannt? Es folgt den gleichen Prinzipien wie die Harmonisierung von Herrn S. Durch diesen Prozess werden abgespaltene Teile Ihrer Person wieder integriert und die damit verbundenen seelischen Konflikte gelöst. Es kommt bei diesem Prozess nicht darauf an, ob sich die damalige Situation exakt so abgespielt hat, wie Sie sie nun erleben, sondern darauf, dass Sie die Situation so nehmen, wie sie Ihr Unterbewusstsein präsentiert. Dies ist auch der Grund, warum es nichts ausmacht, wenn Sie keine konkreten Erinnerungen an bestimmte Situationen haben. Entscheidend ist Ihre innere Repräsentation der Situation, denn diese ist es auch, die Ihr Verhalten, Ihre Gefühle etc. bestimmt. Ihr System bekommt auf diese Art die Möglichkeit, Dinge zu regulieren, zu denen es zur damaligen Zeit noch nicht in der Lage war.

Als Kind waren Sie noch nicht in der Lage, bestimmte Dinge zu verstehen, bestimmte Sachverhalte zu erkennen und so entstand ein Konflikt, der nie gelöst wurde. Physisch könnte man es als neurale Kurzschlüsse im Nervensystem bezeichnen, die dadurch repariert werden. Diese Reintegrationsübung können Sie beliebig oft für verschiedene Lebensphasen durchführen. Sie geht schnell und ist sofort wirksam und mit jedem Mal sind Sie ein Stück mehr Sie selbst. Wahrscheinlich werden Sie bemerken, dass Sie durch diese Übung auch immer mehr Details Ihres Lebens erinnern können. Dies ist das Resultat der Tatsache, dass Sie nach der Bearbeitung über mehr Energie verfügen. Für Menschen, die nicht gut oder gar nicht visualisieren können (innerlich Bilder sehen), gilt: Benutzen Sie das innere Erleben, das Sie bisher benutzt haben. Wie funktioniert das? Stellen Sie sich vor, dass Sie jetzt aufstehen und zur Tür gehen. Genau das, was Sie jetzt innerlich erleben, das ist Ihre Art der inneren Repräsentation, das ist das, was bei Ihnen funktioniert. Wahrscheinlich werden Sie die Erfahrung machen, dass Ihre Fähigkeit zu visualisieren mit der Zeit ganz wie von selbst enorm zunimmt. Vorausgesetzt Sie führen diese Übung regelmäßig durch. Wenn Sie das Prinzip verstanden haben, auf das diese Übung aufgebaut ist, können Sie die Übung in beliebiger Weise verändern. Die äußere Form spielt keine Rolle, auf den Inhalt kommt es an. Und noch etwas: Das Leben ist Freude und Spaß, auch wenn man Ihnen etwas anderes erzählt hat. Und genau so sollten Sie an die Sache herangehen. Vielleicht müssen Sie das eine oder andere modifizieren, damit die Übung bei Ihnen voll zur Wirkung kommt. Tun Sie sich keinen Zwang an, experimentieren Sie, haben Sie Spaß daran, Sie haben ein Recht dazu.

Zusammenfassung: Reintegration abgespaltener Persönlichkeitsanteile

1. Erlebnis aus der Kindheit bestimmen
2. Das Erlebnis in allen Einzelheiten beobachten
3. Sich mit dem Kind assoziieren
4. Körperkontakt mit dem Kind herstellen - in die Arme nehmen
5. Den Sachverhalt erklären – Ziel: Erkenntnis, Verständnis
6. Dem Kind seine volle Loyalität zusichern - versprechen, es nie mehr zu verstoßen
7. Sich versichern, dass der Teil integriert ist

Sie kennen diese Übung schon? Kennen Sie auch die Wirkung, nachdem Sie diese Übung 20 Tage regelmäßig täglich durchgeführt haben? Ich meine, haben Sie die Wirkung an sich selbst erfahren? Nein? Dann haben Sie von dieser Übung lediglich gehört oder darüber gelesen.

Diese Übung empfehle ich immer und überall, sie ist eine der wirksamsten Instrumente zur Selbstbefreiung und doch wird sie nur von den allerwenigsten Menschen genutzt. Liegt es daran, dass sie so einfach ist? Haben die Menschen Angst vor sich selbst? Oder wollen sie eigentlich gar nicht frei sein?

Selbsthilfe 2

Kontrolle der Aufmerksamkeit

Eine weitere Übung, die Sie aus den Ketten der Sozialisation befreien kann, ist die Kontrolle Ihrer Aufmerksamkeit. Haben Sie schon einmal darüber nachgedacht, wie oft Sie sich Ihrer Aufmerksamkeit bewusst sind? Wie oft machen Sie bewussten Gebrauch von Ihrer Aufmerksamkeit? In der Regel reagiert Ihre Aufmerksamkeit nur auf innere oder äußere Reize. Wenn Sie nicht zufällig mit speziellen Meditationstechniken vertraut sind, wird es Ihnen schwer fallen, Ihre Aufmerksamkeit für zehn Minuten bewusst nur auf eine Sache zu richten. Mit der folgenden Übung schulen Sie nicht nur Ihre Aufmerksamkeit, Sie lernen auch gleichzeitig, sich von Emotionen zu lösen.

1. Richten Sie ihre Aufmerksamkeit auf eine sehr schöne Erfahrung, die Sie einmal gemacht haben - erinnern Sie sich! Tauchen Sie voll ein in die Gefühle von damals. Erleben Sie möglichst viele Details von damals. Wenn Sie so richtig drin sind in den guten Gefühlen, bleiben Sie für zwei bis drei Minuten in diesem Zustand.
2. Lösen Sie sich nun von dieser Erfahrung und erinnern Sie sich jetzt an eine gegenteilige Erfahrung. Etwas, das sehr schlimm für Sie war. Gehen Sie auch hier bis ins Detail. Wenn Sie sich so richtig schlecht fühlen, bleiben Sie auch hier für zwei bis drei Minuten in diesem Zustand.
3. Lösen Sie sich von dieser Erfahrung und kehren Sie zurück zur ersten Erfahrung. Fühlen Sie sich wieder richtig gut. Verweilen Sie wieder zwei, drei Minuten in diesem Zustand.

4. Lösen Sie sich von dieser Erfahrung und wechseln Sie wieder zur zweiten Erfahrung, tauchen Sie richtig ein, fühlen Sie sich für zwei bis drei Minuten richtig schlecht.
5. Lösen Sie sich wieder von dieser Erfahrung und wechseln Sie zum angenehmen Gefühl.

Setzen Sie diesen Wechsel eine Stunde lang (oder länger) fort. Wahrscheinlich benötigen Sie schon nach einer Stunde ein neues Thema. Legen Sie sich eine kleine Themenliste an, mit Themen, die negative Gefühle auslösen und Themen, die positive Gefühle auslösen und arbeiten Sie diese auf die geschilderte Weise durch.

Diese Übung wirkt auf verschiedenen Ebenen.

1. Sie erlangen Kontrolle über Ihre Aufmerksamkeit und somit über Ihr Wohlbefinden.
2. Sie löst emotionale Schmerzen der Vergangenheit.
3. Sie neutralisiert negative Glaubensmuster.

Wenn Sie mit Glaubensmustern arbeiten, wechseln Sie zwischen dem Glaubensmuster, das Sie lösen möchten, und dem Glaubensmuster, das Sie gerne hätten. Wichtig ist ein intensives FÜHLEN der Zustände.

Angenommen Sie leiden unter Übergewicht und möchten abnehmen. Sie haben schon alles Mögliche unternommen, aber Sie schaffen es nicht. Ihr Glaubensmuster könnte diesbezüglich lauten: Egal was ich auch tue, ich komme einfach von meinem Gewicht nicht runter, ich werde wohl ein Leben lang fett sein. Die passenden Gefühle dazu sind wahrscheinlich Resignation, Verzweiflung, Selbstablehnung, Frustration usw. Mit diesem Glaubenssatz und diesen Gefühlen werden Sie Ihr Ziel nie erreichen können. Ihre Aufmerksamkeit ist von dem gefesselt, was Sie nicht möchten. Alle Energie fließt in Richtung Übergewicht. Nun einfach zu sagen `Ich bin schlank und sportlich und werde ein Leben lang so bleiben.´ klingt zwar gut, ist aber noch kein Glaubenssatz. Erst wenn Sie eine Behauptung verinnerlichen und von ihr überzeugt sind, entsteht daraus ein Glaubenssatz. Das heißt, Sie müssen einen geeigneten Übergang finden. Schließen Sie die Augen und sagen Sie sich Folgendes: Der Gedanke, dass ich schlank und sportlich bin und ein Leben lang so bleiben werde, fühlt sich fantastisch an.

ODER, wenn Ihnen das mehr zusagt:

Wie würde ich mich fühlen, wenn ich schlank wäre?

Dann tauchen Sie ein in all die guten Gefühle, die diese Vorstellung mit sich bringt. Wenn Sie nur sagen würden `Ich bin schlank und sportlich.´, würden viele Teile in Ihnen rebellieren und sagen `Dann schau mal in den Spiegel, dort siehst Du wie fett Du wirklich bist.´ Sie würden einen unnötigen Konflikt heraufbeschwören und wahrscheinlich ein paar weitere Kilo zulegen, damit Ihnen klar wird, was Sache ist. Ihr Unbewusstes meint es nur gut, es möchte Sie vor Täuschungen bewahren. Diese Tatsache wird von vielen Hypnotiseuren übersehen. Sie versuchen, ihren Klienten Zustände einzusuggerieren, an die sie nicht glauben können und wundern sich, dass nichts passiert.

Im nächsten Schritt verfahren wir wie mit den Emotionen. Zuerst sagen Sie Ihren negativen Glaubenssatz: „Egal, was ich auch tue, ich komme einfach von meinem Gewicht nicht runter, ich werde wohl ein Leben lang fett sein." Spüren Sie die entsprechenden Gefühle, tauchen Sie voll ein, lassen Sie alles zu. Nach zwei bis drei Minuten wechseln Sie zu dem positiven Satz: „Der Gedanke, dass ich schlank und sportlich bin und ein Leben lang so bleiben werde, fühlt sich fantastisch an." Auch hier voll eintauchen in die entsprechenden Gefühle.

Nach zwei bis drei Minuten wechseln Sie wieder zum negativen Glaubenssatz: „Egal, was ich auch tue, ich komme einfach von meinem Gewicht nicht runter, ich werde wohl ein Leben lang fett sein." Spüren Sie die entsprechenden Gefühle, tauchen Sie voll ein, lassen Sie alles zu. Nach zwei bis drei Minuten wechseln Sie zu dem positiven Satz. Diesen Wechsel führen

Sie mindestens eine Stunde lang durch. Zur Sicherheit wiederholen Sie diesen Prozess am nächsten oder übernächsten Tag noch einmal. Es ist wichtig, dass Sie alle Emotionen gleichwertig behandeln, sowohl die angenehmen, als auch die unangenehmen. Wenn Sie diese Übung eine Zeit lang mit verschiedenen Situationen und verschiedenen Glaubensmustern durchführen, werden Sie eine unvorstellbare Kontrolle über Ihre Aufmerksamkeit erlangen. Sie können diese Übung auch mit der Augenübung, die Sie im zweiten Teil noch kennenlernen werden, kombinieren.

Diese Übung können Sie auch auf andere Glaubensmuster anwenden, Glaubensmuster, die Ihre Beziehungen betreffen, Ihre Gesundheit, Ihren persönlichen Erfolg, Ihre Finanzen usw. Und wenn Sie ein Thema haben, bei dem Sie sich nicht sicher sind, probieren Sie es einfach - schaden kann es auf keinen Fall.

Selbsthilfe 3

Selbsthilfe durch stille Botschaften

Silent Subliminals (SS) sind bewusst nicht hörbare Botschaften, die jedoch vom Unterbewusstsein wahrgenommen werden. Während einfache Subliminals zwar noch wahrnehmbar, aber nicht zu verstehen sind, werden die Botschaften von SS in eine Frequenz umgewandelt, die von einem erwachsenen Menschen bewusst nicht mehr wahrnehmbar ist. SS können Sie sehr leicht selbst herstellen. Die Wirkung ist bei den meisten Menschen schon nach drei bis sechs Tagen spürbar. Wichtig ist, dass Sie nicht versuchen, Ihr Unterbewusstsein einfach zu vergewaltigen, sondern mit entsprechenden Prozessinstruktionen eine konstruktive Verarbeitung anregen. Angenommen, Sie möchten sich eine SS zur Gewichtsreduktion fertigen. Dann texten Sie eine Prozessinstruktion, die Ihr Unbewusstes anregt, die Gründe die zum Übergewicht geführt haben, erneut zu prüfen und bessere

Alternativen zu finden. Solche Prozessinstruktionen sollten auch die Themen gesunde Ernährung, Freude an Bewegung, Selbstbewusstsein etc. beinhalten. Diese Prozessinstruktion hinterlegen Sie mit kurzen, emotional gesprochenen (unhörbaren) Suggestionen zum Abnehmen.

Am besten fertigen Sie sich gleich zwei Silent Subliminals, eine Kurzversion von ca. 10 Minuten Länge, die Sie täglich ein- oder zweimal hören sowie eine weitere längere Version (ca. 30 bis 45 Minuten), die Sie ab und zu hören, wenn Sie Zeit haben und entspannen wollen. Sie können die Wirkung zusätzlich steigern, wenn Sie beide Hirnhälften stimulieren. Dies erreichen Sie, wenn Sie während Ihrer Sitzung die Augen sanft hin und her bewegen. Noch besser ist hierzu die Schielübung, wie unter Selbsthilfe 5 erklärt, geeignet.

Zum Thema Silent Subliminals finden Sie weitere Informationen unter http://www.hypnose-institut-phoenix.de/silent-subliminals-unhoerbare-suggestionen/ Dort können Sie auch kostenlose Silent Subliminals zum Thema Rauchen, Gewichtsreduktion und zu einigen anderen Themen downloaden. Ebenfalls auf dieser Seite finden Sie den Hinweis auf eine Software, mit der Sie eigene Silent Subliminals herstellen können. Darüber hinaus ist diese Software auch bestens geeignet für Experimente zum Thema Rückwärtssprache, auf die wir im Weiteren noch zu sprechen kommen.

Teil 2

DK-Verfahren für Profis

Nachdem Sie reichlich Erfahrungen mit Teil 1 gesammelt haben, hier nun weitere Anwendungsmöglichkeiten des DK-Verfahrens.

Körperliches Trauma

Nach den gleichen Prinzipien, wie ein seelisches Trauma zu lösen ist, können auch Schmerzen nach einem körperlichen Trauma gelöst werden. Vorausgesetzt ist, Sie haben fachärztlich abklären lassen, dass keine akuten Ursachen/Krankheiten vorliegen!

Schmerzen, die über die normale Heilung der körperlichen Schäden hinaus bestehen, sind Fehlinformationen, unverarbeitete Erinnerungen, die wahrscheinlich den Zweck erfüllen sollen, vor neuen Schäden zu schützen. Die Ursachen liegen auch hier, wie bereits besprochen, in Zeiten eingeschränkter Bewusstheit. Schock oder Stress bei Unfällen, Bewusstlosigkeit, aber auch starke Schmerzen können dazu führen, dass der Schmerz die Heilung überdauert. Das Gleiche gilt für chronische postoperative Schmerzen und für Phantomschmerzen.

Führen Sie den Klienten in die betreffende Situation, die den Schmerz verursacht hat. Durchlaufen Sie die Situation, lassen Sie sich alles schildern. Wichtig ist auch hier, dass der Klient jede Einzelheit erlebt. Legen Sie auch hier Wert darauf, dass für jede dominante Person ein Durchlauf stattfindet, indem der Klient sich auf jedes gesprochene Wort konzentriert. Die Schmerzen werden zwar überwiegend im kinästhetischen Gedächtnis gelöst, können jedoch auch durch negative Prognosen beteiligter Personen verursacht sein. Darüber hinaus werden eventuelle latente Programme vorsorglich gelöscht. Ebenso wie bei rein psychischen Problemen, kann auch hier der Erfolg schon während der Sitzung bemerkt werden. Das heißt, der Klient spürt mit jedem Durchlauf das Nachlassen des Schmerzes und kann schließlich das ganze Erlebnis völlig schmerzfrei erinnern. Sie führen den Klienten wiederholt so oft durch das Erlebnis, bis er es völlig schmerzfrei durchlaufen kann. Phantomschmerzen können oft auf die gleiche Art gelöst werden. Sollte dies bei Phantomschmerzen in Einzelfällen nicht zum Erfolg führen, wenden Sie die bewährte Fragetechnik an: "Was muss geschehen, damit der Schmerz aufhören kann?"

Scheinbare Empfindungen bei amputierten Gliedern müssen nicht unbedingt schmerzhaft sein. Es kann sich ebenso um ein Kribbeln, Verspannungen oder das Gefühl unkoordinierter Bewegungen handeln. Es gibt Menschen, die das Gefühl haben, ihr amputiertes Glied sei in einer verdrehten Stellung oder bewege sich selbständig. In solchen Fällen integrieren Sie das fehlende Glied. Das heißt, Sie behandeln diesen Menschen so, als sei das betreffende Glied noch vorhanden. Je nachdem, wie sich dieses Gefühl äußert, verfahren Sie entsprechend. Bei Fehlstellungen lassen Sie den Klienten das fehlende Glied Schritt für Schritt in eine angenehmere Lage bringen. Bei Schmerzen stellen Sie Fragen wie schon erwähnt. Bei unkontrollierten Bewegungen helfen Sie dem Klienten, über seine Vorstellungskraft die Kontrolle zu übernehmen.

Vieles spricht dafür, dass zumindest bei einigen Menschen das fehlende Glied auf energetischer Ebene tatsächlich noch vorhanden ist. Es gibt Menschen, die, ohne dass sie es visuell wahrnehmen, auf Berührungen an dem fehlenden Glied reagieren. Interessant ist die Tatsache, dass auch Menschen, die ohne Gliedmaßen geboren werden, teilweise unter einem Phantomschmerz leiden. Alles in allem ist dies ein äußerst interessantes Arbeitsgebiet, auf dem es sicherlich noch sehr viel zu entdecken gibt.

Allgemeine Anwendungen bei körperlichen Beschwerden

Grundsätzlich können Sie mit dem DK-Verfahren die körpereigenen Heilkräfte bei jedem Krankheitsbild aktivieren und so zu einer schnelleren Genesung beitragen. Selbst Knochenbrüche heilen schneller und besser wenn die Selbstheilungskräfte entsprechend aktiviert werden. Allerdings sollten Sie hier besondere Vorsicht walten lassen. Suggestionen werden im DK-Verfahren nur selten angewendet und wenn, dann meist in Form von Prozessinstruktionen, die wir in einem besonderen Kapitel noch besprechen werden. Sämtliche Körperfunktionen werden von unbewussten Teilen gesteuert oder zumindest beeinflusst. Wenn es sich um rein psychosomatische Beschwerden handelt, können Sie mit der üblichen Fragetechnik arbeiten. Nehmen wir zum Beispiel ein Magengeschwür.
Mögliche Einstiegsfragen/Anweisungen könnten sein:

- *Welche Situation brauchen wir, um Ihr Magenproblem zu lösen?*
- *Was muss geschehen, damit Ihr Magen wieder optimal arbeitet?*
- *Gehen Sie in die Situation, die wir benötigen, um an der Sache zu arbeiten.*
- *Was genau ist die Ursache Ihres Magengeschwürs?*

Die dann folgenden Fragen/Anweisungen ergeben sich aus dem geschilderten Material Ihres Klienten. Beachten Sie auch hier wieder die Prinzipien des DK-Verfahrens, wie zum Beispiel:

- Detailfragen,
- Orientierungsfragen,
- Zielstrebiges Arbeiten,
- zügiges Arbeiten.

Es geht immer darum, zunächst einen Einstiegspunkt zu finden.

Aus diesem Grund nehmen wir alles, was der Klient uns anbietet. Dies gilt jedoch nur in der Einstiegsphase. Wenn der Dialog erst einmal besteht, legen wir größten Wert auf Zielstrebigkeit. Stellen Sie sich vor, Sie sitzen zu Hause und suchen eine Information zu einem bestimmten Thema. Zum Beispiel, wann morgen der erste Zug von Frankfurt nach Berlin fährt. Sie haben nichts, außer Ihrem Telefon. Sie haben auch kein Telefonbuch und können sich auch an keine spezielle Nummer erinnern. Wie würden Sie vorgehen?

Mit der richtigen Strategie können Sie sehr schnell an die gewünschte Information kommen. Sie können beliebige Nummern wählen, bis Sie jemanden an der Leitung haben. Der Kontakt ist hergestellt. Nun kommt es darauf an, dass Sie gut und zielgerichtet kommunizieren. Sie wissen nicht, wen Sie am anderen Ende der Leitung haben und müssen in erster Linie Vertrauen aufbauen und diesen Menschen zur Mitarbeit/Hilfe motivieren. Nun könnte es sein, dass Ihr Gesprächspartner durchaus bereit ist, Ihnen zu helfen, aber selbst auch nicht über die gesuchte Information verfügt. Sie können ihn darauf hinweisen, dass er doch bestimmt ein Telefonbuch, die Nummer von der Auskunft oder die Nummer eines Bekannten, der weiterhelfen kann, hat. Früher oder später werden Sie Ihre Information bekommen. Die Tatsache, dass weltweit alle Menschen auf verschiedene Weise miteinander vernetzt sind, ermöglicht es dem Einzelnen, selbst Detailinformationen vom anderen Ende der Welt zu bekommen.

Die Vernetzung des menschlichen Hirns ist um ein Vielfaches leistungsfähiger als die Vernetzung der Weltbevölkerung. Wenn Sie Lust und Zeit haben, spinnen Sie diesen Gedanken weiter mit all seinen Möglichkeiten und Konsequenzen. Wahrscheinlich werden sich dadurch sehr gute Anregungen für Ihre Praxis ergeben. Es sind zum Beispiel verschiedene Reaktionen des Gesprächspartners möglich:

- Ihr Gesprächspartner ist nicht bereit zu helfen.
- Ihr Gesprächspartner informiert Sie falsch.
- Ihr Gesprächspartner ist eine Quasselstrippe.

- Ihr Gesprächspartner bleibt nicht beim Thema.

  usw.

Mit welchen Fragen kämen Sie jeweils am schnellsten zum Ziel?

Bei unserem Magengeschwür könnte es so sein, dass der Klient früher oder später bestimmte Situationen schildert, die ihm Probleme bereiten und eine angemessene Reaktion von ihm fordern. Dies kann Verhaltensmuster generell betreffen, wie zum Beispiel immer alles in sich hineinzufressen, seine eigenen Bedürfnisse nicht durchzusetzen. Es kann sich aber auch auf ganz bestimmte immer wiederkehrende Situationen/Menschen beziehen, wie zum Beispiel Ärger mit einem Vorgesetzten. Hier fragen Sie auch wieder das Unbewusste, was geschehen muss, um eine Heilung zu ermöglichen.

<u>Lassen Sie den Klienten die Anweisungen des Unbewussten innerlich durchleben und testen:</u> "Gehen Sie nun in die entsprechende Situation, erleben Sie dieses neue Verhalten mit allen Details... Wie fühlt es sich an?" Fragen Sie nach den Voraussetzungen, die nötig sind, um dieses Verhalten, diese Reaktion auch im alltäglichen Leben zu praktizieren. *"Gibt es irgendwelche Voraussetzungen, die erfüllt sein müssen, damit Sie dieses Verhalten mit in Ihren Alltag nehmen können?"* Sollte sich herausstellen, dass die erforderlichen Voraussetzungen blockiert sind, wenden Sie wieder die DK Fragetechnik an:

- *"Geh in die Situation, die wir benötigen, um dieses Verhalten verfügbar zu machen."*
- *"Welche Situation benötigen wir, um...?"*

Seelische Ursachen sind fast immer im frühen Lebensalter zu finden. Beachten Sie jedoch, dass nicht jede Krankheit in erster Linie auf psychische Ursachen zurückzuführen ist. Es ist zwar richtig, dass selbst Unfälle letztendlich von jedem Betroffenen auf Grund seiner Lebenseinstellung selbst verursacht sein können, aber primär wird es Ihrem Klienten um die Heilung seiner körperlichen Gebrechen gehen. Gehen wir im Folgenden davon aus, dass es sich um ein rein körperliches Gebrechen handelt, wie zum Beispiel einen gebrochenen Knochen. Grundsätzlich streben wir beim DK-Verfahren immer eine Zusammenarbeit mit den unbewussten Teilen des Menschen an. Wir geben lediglich Anregungen und lösen Suchprozesse aus. Die wenigen Suggestionen, die wir bewusst verwenden, beschränken sich darauf, unbewusste Teile zu aktivieren und zur Mitarbeit zu bewegen. Das **“WIE”** überlassen wir den Selbstheilungskräften, die besser als jeder Arzt wissen, wie Heilung geschehen muss.

Vor wenigen Tagen erhielt ich folgende Nachricht von einem jungen Mann, der mittels Selbsthypnose und Autosuggestion an einem Knochenbruch arbeitete: „(...)Leider ist Selbsthypnose anscheinend doch nicht harmlos und für jeden anwendbar, wie es immer dargestellt wird. Nachdem ich es erst einmal geschafft hab ein paar Tests durchzuführen (Steifheit des Armes usw.), habe ich per Autosuggestion und einer Verbildlichung versucht, meinen gebrochenen Knochen wieder zu heilen. Ich konnte bereits nach vier Wochen (statt sechs) meinen Arm und meine Hand wieder schmerzfrei bewegen und benutzen. Nach 6 Wochen wurde ein weiteres Röntgenbild angefertigt, welches den Arzt ein wenig verwirrte, da der Knochen ungewöhnlich schnell und gut zusammengewachsen war. Noch am selben Abend (gestern), wurde mein Draht entfernt, was normalerweise erst drei bis fünf Monate nach dem Bruch geschieht. Die lokale Operation scheiterte, da der Knochen den Draht so stark umwachsen hatte, das er sich nicht mehr lösen lies, und beim Versuch ihn mit einer extrem starken Zange herauszuholen leider doch bewegt wurde aber leider in die falsche Richtung.“
Ich kenne nicht den genauen Wortlaut der Suggestionen und die Bilder, mit denen der junge Mann gearbeitet hat, aber solche Dinge passieren nicht, wenn man das WIE dem inneren Heiler überlässt. Für derartige Fälle gibt es eine sehr einfache wirkungsvolle Methode, die ich Ihnen im Folgenden vorstellen werde.

Der innere Heiler - das Prinzip

Der Mensch verfügt über enorme Selbstheilungskräfte. Nicht nur auf seelischer Ebene, sondern auch auf körperlicher Ebene. Letztendlich kann der Körper sich nur selbst heilen. Alle Maßnahmen (Therapien), die von außen eingeleitet werden, dienen lediglich der Unterstützung körpereigener Heilkräfte. Eine große Rolle spielen dabei die innere Grundeinstellung eines Menschen generell sowie die Einstellung zur Krankheit bzw. zur Heilung insbesondere. Das wichtigste Element ist zweifellos der Glaube, das Vertrauen, dass die Harmonie wieder hergestellt wird. Dieser Glaube darf jedoch kein oberflächlicher Glaube sein, sondern muss in die Tiefe gehen. Wie wichtig dies ist, sehen wir bei allen psychosomatischen Krankheiten, bei denen ein tiefer, durchgängiger Glaube an eine Heilung in der Regel nur entstehen kann, wenn der ursächliche Konflikt gelöst ist. Ausnahmen bilden hier die sogenannten Wunderheilungen, bei denen ein religiöser, ein spiritueller Glaube eine Rolle spielt. (Übrigens ein hochinteressantes Thema, mit dem Sie sich näher beschäftigen sollten.)

Das Unbewusste eines jeden Menschen ist ständig bemüht, sich mitzuteilen, zu kommunizieren. Allerdings ist dies eine etwas andere Art der Kommunikation, als wir sie durch unsere Sozialisation gewohnt sind. Es ist nicht so, wie immer behauptet wird, dass das Unbewusste nur in Bildern kommuniziert. Sicher spielt der visuelle Anteil eine sehr große Rolle, aber dennoch versteht das Unbewusste auch das gesprochene Wort. Um das Prinzip besser zu verstehen, erinnern Sie sich an unser Modell der fragmentierten Seele.

Auf dem Bildschirm, der unser Bewusstsein symbolisiert, wird die Sprache gesprochen, in der wir mit anderen Menschen oder mit uns selbst (innerer Dialog) kommunizieren. Nun gehe ich davon aus, dass, wie im wirklichen Leben, alle Teile miteinander vernetzt sind. Das heißt, der Informationsfluss geht auch in die Tiefe. Die Anzahl der Teile, welche diese Informationen letztendlich empfangen, ist von verschiedenen Faktoren abhängig. Ebenso die Reaktion der einzelnen Teile auf diese Informationen. Ein einfaches praktisches Beispiel wird es Ihnen verdeutlichen. Stellen Sie sich vor, die Wasserleitung in Ihrem Bad ist defekt. Nun haben Sie die Möglichkeit, einen Installateur anzurufen oder alternativ einen Hausmeisterservice zu beauftragen. Rufen Sie direkt einen Installateur und geben Ihm den Auftrag die Leitung zu reparieren, könnte es passieren, dass er die Leitung zwar fachmännisch repariert, dafür aber erheblichen Schaden an Ihren Fließen hinterlässt. Dies wäre in etwa mit dem Fall des jungen Mannes mit dem Knochenbruch zu vergleichen. Beauftragen Sie jedoch einen guten Hausmeisterservice, wird dieser die jeweiligen Fachleute für die ihnen entsprechenden Aufgaben beauftragen und die Sache so koordinieren, dass mit einem optimalen Ergebnis zu rechnen ist. In diesem Beispiel entspricht der Hausmeisterservice dem inneren Heiler, während der Installateur dem Teil des Unbewussten entspricht, der nur für eine einzige Sache zuständig ist.

Wie kann man nun mit dem inneren Heiler Kontakt aufnehmen? Auch hier hat sich herausgestellt, dass die einfachsten Sachen am besten wirken. Wenn Sie mit einem Klienten arbeiten, gehen Sie folgendermaßen vor:

Erklären Sie in einfachen Worten, dass jeder Mensch mit hervor-ragenden Selbstheilungskräften ausgestattet ist. Dass diese Selbstheilungskräfte auch ohne unser Wissen immer bemüht sind, unseren Körper und unsere Seele in einem optimalen harmonischen Zustand zu halten. Hier können Sie ein paar Beispiele einfließen lassen über die Regulationsvorgänge des menschlichen Körpers, über all die vielen Feineinstellungen, über Herzschlag, Verdauung, Körpertemperatur, die Wirkung von Hormonen usw. Erklären Sie Ihrem Klienten, dass sein Unbewusstes all die vielen Dinge völlig selbständig und präzise erledigt, ohne dass er sich darum in einer besonderen Weise kümmern muss. Dann lenken Sie die Aufmerksamkeit darauf, dass das Unbewusste immer bestrebt ist, mit uns zu kommunizieren, zum Beispiel im Traum, auch wenn der eine oder andere Mensch sich nicht an seine Träume zu erinnern vermag. Woran sich gewiss jeder erinnern kann, sind die sogenannten Tagträume, wenn wir unsere Aufmerksamkeit loslassen und sie sich nach innen kehrt. In solchen Momenten stellen wir unser Bewusstsein auf Empfang und wir können die Botschaften wie Radiowellen. die tief aus dem Universum kommen, bewusst empfangen und zur Kenntnis nehmen. Erklären Sie Ihrem Klienten, dass es durchaus auch Bilder sein können, die wir dabei empfangen, wie einen Film, in den wir uns so sehr vertiefen, dass sogar Gefühle mit ins Spiel kommen. Ob es nun einem Film gleicht oder eher einem Hörspiel, das spielt keine besondere Rolle. Auf dem gleichen Weg können wir auch Nachrichten senden, indem wir in dieses innere Erleben einsteigen, uns daran beteiligen und ein Teil von ihm werden.

Erklären Sie dies sinngemäß mit Ihren eigenen Worten. Durch eine solche kurze Einführung lösen Sie eine Menge von Suchprozessen bei ihrem Klienten aus, die entsprechend vergleichbare Erlebnisse zum Vorschein bringen. Es ist quasi wie ein Einschalten besonderer mentaler Aktivitäten. Wenn Sie soweit sind, veranlassen Sie Ihren Klienten dazu, seine Augen zu schließen und rufen den inneren Heiler. Tun Sie das ganz beiläufig, sagen Sie nicht direkt *“Schließen Sie ihre Augen.”* Formulieren Sie es mit Ihren eigenen Worten sinngemäß so:

“Und wenn Sie nun ihre Augen schließen, bemerken Sie, dass all das, was da schon wartet, plötzlich noch klarer und deutlicher wird.”

Dieser Satz impliziert, dass da schon ETWAS klar und deutlich ist und dieses ETWAS noch klarer und deutlicher wird. Die Worte klar und deutlich können sich auf visuelles oder auditives inneres Erleben beziehen, denn beides ist möglich. Sagen Sie **nie** “Du siehst (hörst) das nun noch klarer und deutlicher.” Es sei denn Sie wissen zu hundert Prozent, dass Ihr Klient eine entsprechende Wahrnehmung hat.

Was auch immer sich im inneren Erleben des Klienten als

innerer Heiler zu erkennen gibt, damit arbeiten wir. Ganz gleich, ob es eine klare Erscheinung ist, Worte oder Gedanken sind oder einfach nur eine Ahnung davon, dass da etwas Bestimmtes ist. Nun unterstützen Sie Ihren Klienten dabei, ein inneres Erleben zu gestalten, bei dem er die Möglichkeit hat, seinem inneren Heiler für alle bisherigen Dienste zu danken. Dank aussprechen ist sehr wichtig! Ist dies geschehen, erwähnt der Klient sein gegenwärtiges Problem und äußert die Überzeugung, dass die Selbstheilungskräfte auch in diesem Fall optimale Hilfe leisten. Möglicherweise kennen Sie solche oder ähnliche Übungen, bei denen zum Beispiel ein besonderer Ort suggeriert wird, das Erscheinen eines alten weisen Mannes usw. Wenn Sie einen Klienten haben, der zu solchen Visionen in der Lage ist, ist dieses Vorgehen in Ordnung. Allerdings schafft es unnötige Blockaden, wenn Sie zum Beispiel mit einem Menschen arbeiten der (noch) keine Bilder sehen kann. Aus diesem Grund ist es besser, es dem Unbewussten selbst zu überlassen, auf welche Art und Weise es in Erscheinung treten möchte.

Am Ende bedankt sich der Klient bei seinem inneren Heiler und kommt in die alltägliche Welt zurück. Wichtig ist, dass dieser Dialog mit den entsprechenden Gefühlen geführt wird. Leiten Sie Ihren Klienten dazu an, vollkommen in das Geschehen einzutauchen. Es bringt kaum etwas, wenn man diese Sache als halbherzige Pflichtübung durchführt.

Zusammenfassung innerer Heiler:

- Vorbereitung durch entsprechende Beispiele, wie das Unbewusste arbeitet
- Indirekt das Schließen der Augen suggerieren
- Das innere Erleben evozieren
- Würdigung des inneren Heilers

Selbsthilfe 4

Die soeben beschriebene Übung eignet sich natürlich auch bestens zur Eigenanwendung. Sie müssen nicht warten bis Sie krank sind, um Ihren Inneren Heiler aufzurufen. Ein regelmäßiger Kontakt mit dem Inneren Heiler wirkt sich sehr positiv auf das Wohlbefinden allgemein aus. Zudem bietet es Ihnen viele Experimentiermöglichkeiten, zum Beispiel auf dem Gebiet der Gewichtsreduktion, Suchtentwöhnung u. a.

In esoterischen Kreisen ist es üblich, mit dem höheren Selbst Kontakt aufzunehmen und um Führung und Rat zu bitten. Es gibt Menschen, die einen engen Kontakt zu ihren Schutzengeln oder Engeln allgemein pflegen. Andere wiederum bedienen sich aufgestiegener Meister oder Intelligenzen aus anderen Sonnensystemen. Wer sich für Schamanismus interessiert, pflegt Kontakt zu seinem Krafttier oder anderen Wesen der nicht alltäglichen Welt. Ich bin davon überzeugt, dass es sich in 99% der Fälle einfach um unbewusste Teile der betreffenden Person selbst handelt. Solange dies dem Wohl und der Entwicklung des eigenen Wesens dient, ist dies auch vollkommen in Ordnung und man sollte diesen Menschen ihren Glauben nicht zerstören. Allerdings muss man sich auch hier wieder vor den allzu eifrigen Missionaren in Acht nehmen. Zusammenfassend möchte ich sagen:

Alles, was der Stärkung des Glaubens und der inneren
Gewissheit dient, dass sich etwas der
eigenen Absicht entsprechend
ändert, ist zu befürworten.

Lassen Sie sich nicht durch Begriffe in Ihrem Denken einengen, erinnern Sie sich an die Macht der Worte. Nehmen Sie sich die Freiheit, eigene neue Wege zu entdecken. Wie schon erwähnt, arbeiten die Selbstheilungskräfte auch ohne unser Dazutun, aber in dem Moment, da wir unsere Aufmerksamkeit auf sie richten und mit ihnen kommunizieren, verleihen wir Ihnen Form und führen ihnen zusätzliche Energie zu.

Heilung aus der Vergangenheit

Während einer Regressionstherapie kann man oft beobachten, dass sich als Nebeneffekt eine spontane Verbesserung der Sehkraft einstellt. Dies geschieht immer, wenn ein seelischer Konflikt, der sich auf körperlicher Ebene durch die Veränderung des Sehvermögens ausgedrückt hat, gelöst wird (Körpersprache der Krankheit). Es lohnt, sich mit diesem Thema näher zu befassen, da es viele Analogien zwischen seelischen Problemen und körperlichen Krankheiten gibt.

Zum Beispiel:

- Augen/sehen - etwas nicht sehen wollen.
- Nieren/Paar-Organ - Probleme in der Partnerschaft.
- Halsschmerzen - etwas nicht schlucken können/wollen.
- Magenprobleme - etwas nicht verdauen.
- Nase - die Nase voll haben.
- usw.

Aber verschonen Sie bitte Ihre Mitmenschen mit Ihrer Weisheit. Es gibt nichts Schlimmeres als Menschen, die ihre Mitmenschen ständig auf deren mögliche seelische Probleme hinweisen, nur weil sie glauben, jedes körperliche Wehwehchen auf seelische Probleme rückführen zu müssen.

Auch Programmierungen in Zeiten eingeschränkter Bewusstheit können die Sehstärke, wie auch andere organische Funktionen, stark beeinträchtigen. Werden diese Programme gelöst, kommt es in den meisten Fällen zu einer spontanen Heilung. Es macht also durchaus Sinn, parallel zur ärztlichen Behandlung das jeweilige Symptom (Krankheitsbild) mit dem DK-Verfahren zu hinterfragen. Die Vorgehensweise ist weitgehend die Gleiche wie im Teil 1 besprochen.

<u>Einstieg:</u>

Die Formulierungen für einen Einstieg könnten sich in etwa so anhören:

“Manchmal gibt es ganz bestimmte Situationen in unserem Leben, die sich auch auf unser körperliches Befinden sehr stark auswirken. Das können alle möglichen Situationen aus der Vergangenheit sein. Wollen wir mal schauen, welche Informationen Ihr Unbewusstes diesbezüglich für Sie bereithält. Wenn Sie mit geschlossenen Augen meine Frage hören, was taucht dann als erstes in Ihrem Bewusstsein auf, sind es Gedanken, Gefühle, Worte oder Bilder? `Gibt es eine Situation, die mit XX in Verbindung steht?´“

Hier ist es wichtig, dass Sie die Person genau beobachten. Der Körper reagiert schneller als das Bewusstsein. Noch bevor uns ein Gefühl bewusst wird, bringt unser Körper dieses Gefühl zum Ausdruck. Ebenso werden Sie die Erfahrung machen, dass der Körper nicht lügt. Wenn ein Mensch behauptet, ihm ginge es gut, kann ein guter Beobachter erkennen, ob dies stimmt oder nicht. Worauf Sie auch achten sollten bei dieser Frage, sind die Augenzugangshinweise. Die Bewegungen der Augen können Sie auch durch die geschlossenen Augenlider sehen und somit erkennen, welche Art Informationen Ihr Klient gerade verarbeitet. Sie müssen nur genau hinschauen. (Geben Sie bei Google ein: NLP, Repräsentationskanäle, Augenzugangshinweise). Für die Leser, die sich mit NLP noch nicht auskennen, folgender Kurzhinweis: Wenn ein Mensch (ein echter Rechtshänder) etwas Visuelles erinnert, schaut er (immer von der Person selbst aus gesehen) nach oben links, wenn er auditiv erinnert, nach waagrecht links (Richtung Ohr). Wenn dieser Rechtshänder etwas Visuelles konstruiert, schaut er nach rechts oben, beim auditiven Konstruieren schaut er in Richtung rechtes Ohr. Wenn er innerlich Selbstgespräche führt, gehen die Augen nach links unten, wenn er innerlich etwas fühlt, spürt, schaut er nach rechts unten. Bei einem Linkshänder sind all diese Dinge in der Regel spiegelbildlich.

Wenn Sie bei Ihrem Klienten durch die geschlossenen Lider beobachten, dass seine Augen sich nach links oder rechts oben bewegen, können Sie sofort nachhaken und fragen: „Was siehst Du da?“ Schaut er zum linken oder rechten Ohr, fragen Sie: „Was hörst du?“ Gehen seine Augen nach rechts unten, fragen Sie ihn nach seinen Gefühlen. Sollte er nach links unten schauen, fordern Sie ihn einfach auf, zu erzählen („Ja, erzähl mal“). Sehr oft ist es so, dass diese innere Wahrnehmung, die man dem Klienten ansehen kann, ihm noch nicht bewusst ist und durch unsere Fragen ins Bewusstsein gehoben werden.

Achten Sie vor allen Dingen auf Emotionen, ganz gleich, was Ihr Klient zu erzählen hat. Sind die Antworten des Klienten von Emotionen begleitet, ist die Wahrscheinlichkeit sehr groß, dass es einen speziellen seelisch-körperlichen Zusammenhang gibt. In diesem Fall finden und bearbeiten Sie die Ursache nach den Regeln des DK-Verfahrens, wie in diesem Buch beschrieben.

- *Welche Situation benötigen wir?*
- *Geh in die Situation, die…*
- *Was muss geschehen, damit...?*

Sind keinerlei Emotionen zu erkennen, handelt es sich wahrscheinlich um ein ganz normales körperliches Geschehen. Hier können Sie dann aus diesem laufenden Prozess heraus dazu übergehen und den Inneren Heiler aufrufen (wie bereits beschrieben).

Alternativ dazu können Sie Folgendes versuchen.

Schicken Sie Ihren Klienten in eine Zeit, als das betreffende Organ noch voll funktionsfähig war (in unserem Fall die Augen/Sehvermögen). Betonen Sie dabei, dass es sich um eine angenehme Situation handelt. Eine Situation, in der er sich sehr wohl, stark und zuversichtlich gefühlt hat. Dies können Sie sinngemäß mit folgenden Worten tun:

“Es gibt eine Situation in deinem Leben, eine sehr schöne Situation, als deine Sehkraft noch 100% in Ordnung war…. Irgendetwas in dir findet nun diese Situation, in der du dich so wohl gefühlt hast (genau beobachten!). *Nimm das, was sich*

jetzt gerade anbietet, was ist da?"

Hier setzen Sie wieder die DK-Fragetechniken ein, Detailfragen und Orientierungsfragen. Ziel ist es, den Klienten so tief in dieses angenehme Erlebnis zu führen, dass er sich voll damit assoziiert. Das Wohlfühlen, die Freude müssen deutlich sichtbar sein. Fragen Sie immer wieder nach, was da so besonders schön war, geben Sie Zeit, das Erlebte in vollen Zügen zu genießen. In unserem Fall (Augen/Sehkraft), lassen Sie ihn viele Einzelheiten sehen und beschreiben, lassen Sie ihn alles ganz deutlich sehen. Nehmen Sie sich Zeit, wahrscheinlich werden Sie ein kleines Wunder erleben.

Nachdem Ihr Klient sich eine Zeit lang richtig wohl gefühlt hat, holen Sie ihn auf eine ganz besondere Weise zurück in die Gegenwart. Was nun kommt ist sehr wichtig! Machen Sie ihm den Vorschlag, dass er all das Gute, Schöne und Wertvolle, was er gerade erlebt, mitbringen kann ins Hier und Jetzt.

An dieser Stelle ist es angebracht, Ihnen noch einen Hinweis zum Thema Suggestion zu geben. Sie könnten Ihren Klienten auch direkt auffordern, nun zurückzukommen mit dieser Sehstärke von damals. Wahrscheinlich würde dies in vielen Fällen auch funktionieren. Allerdings haben direkte Aufforderungen, direkte Suggestionen immer den Beigeschmack eines Befehls und wer möchte sich schon gerne etwas befehlen lassen? Direkte Aufforderungen werden ausgeführt aus Gefälligkeit oder aus Angst vor Nachteilen. Etwas anderes ist es, wenn Sie sinngemäß folgendermaßen vorgehen:

"Kannst du dir vorstellen, wie schön es ist, wenn du all diese guten Gefühle nun mitbringst hierher in diese Zeit, in diesen Raum? Die guten Gefühle, die Sehkraft und all die Klarheit, mit der du jetzt alles wahrnimmst. Weißt du, wie gut du dich fühlst und wie gut es dir tut, wenn du deine Augen öffnest und die Welt wirklich mit neuen Augen wahrnimmst? (kurze Pause) Und während du dich innerlich vorbereitest, langsam zurückzukommen, mit all diesen guten Gefühlen, können Dinge

sich neu ordnen, auf eine Art und Weise, wie es gut für dich ist, und wenn es etwas gibt, was du nicht mehr benötigst, kannst du es jetzt loslassen, zurücklassen in der Zeit, in der es seinen Zweck erfüllt hat, damit du wirklich die Gegenwart genießen kannst, im Hier und Jetzt, mit all der Klarheit die du dir wünschst. (kurze Pause) Und wenn du spürst, dass die richtige Zeit gekommen ist für dich, kannst Du Deine Augen öffnen und dich wohl fühlen."

Kurze Textanalyse

Wenn Sie ihre Anweisungen auf diese Art geben, drängen Sie Ihren Klienten zu nichts. Sie stellen ihm lediglich Fragen, die seine Vorstellungskraft beflügeln und ihm angenehme Gefühle verschaffen in Verbindung mit seinem Ziel/Wunsch. Natürlich kann sich jeder Mensch vorstellen, wie schön es ist (wieder) gesund und voller Lebensfreude zu sein. Hier geschehen viele Dinge gleichzeitig. Sie verbinden sein Ziel mit guten Gefühlen. Sie lassen ihn den Zielzustand (optimale Sehschärfe) realistisch erleben (in der Vergangenheit). Sie lassen ihn den Zielzustand in die Gegenwart/Zukunft projizieren. Sie animieren ihn dazu, die erinnerten Fähigkeiten in die Gegenwart mitzubringen. Die Bemerkung „die Welt mit neuen Augen wahrnehmen" ist doppeldeutig. Sie kann sich sowohl auf die allgemeine Lebenseinstellung beziehen als auch auf die Sehkraft der Augen. Das Wort Klarheit ist ebenfalls doppeldeutig und kommt zweimal vor, mit der Absicht, dass auf unbewusster Ebene eine Verbindung hergestellt wird zwischen der Klarheit des Sehens in der Vergangenheit und dem Wunsch, in der Gegenwart klar zu sehen.

„...können Dinge sich neu ordnen, auf eine Art und Weise, wie es gut für dich ist." Mit dieser Prozessinstruktion (darauf kommen wir noch zu sprechen) werden innere Prozesse angeregt, die für eine Veränderung notwendig sind. Gleichzeitig schützen sie den Klienten vor einer Symptomverschiebung, falls doch ungelöste seelische Konflikte beteiligt sind.

„...und wenn es etwas gibt, was du nicht mehr benötigst, kannst du es jetzt loslassen, zurücklassen in der Zeit, in der es seinen Zweck erfüllt hat .“ Dies ist eine doppeldeutige Anspielung darauf, sowohl eventuelle problematische Verhaltensmuster als auch eine eventuelle Brille loszulassen. Dieses gesamte Vorgehen dauert nur wenige Minuten und hat schon viele Menschen von ihren Brillen befreit. Diese Art vorzugehen können Sie auf alle möglichen Krankheitsbilder anwenden. Ein Versuch lohnt immer. Wichtig ist,

- dass Sie keinen Druck ausüben, Sie animieren lediglich und machen Vorschläge.
- dass Sie Prozessinstruktionen zur unbewussten Aufarbeitung eventuell vorhandener Konflikte geben.

Sonderfälle

Das Prinzip der Lösung und Harmonisierung seelischer Konflikte haben Sie nun kennengelernt. In diesem Kapitel möchte ich Ihnen weitere Tipps für die praktische Arbeit geben. Hier finden Sie Tipps und Vorschläge, wie Sie mit Sonderfällen/ Schwierigkeiten umgehen, die in der Praxis immer wieder vorkommen können.

Was tun, wenn der Klient von Anfang an keine Wahrnehmung hat?

Erklärung.

Meist handelt es sich hier lediglich um ein Missverständnis. Der Klient hat wahrscheinlich eine vollkommen falsche Erwartung davon, was geschehen muss. Dies ist oft der Fall bei der klassischen Reinkarnationstherapie. Der Klient erwartet etwas ganz Besonderes, zum Beispiel einen Film wie im Kino. Sobald seine Erwartung nicht erfüllt wird, antwortet er typischerweise mit “Da ist nichts.” Beim DK-Einstieg kommt es selten vor, ist aber nicht auszuschließen. Der Fehler, der hier oft gemacht wird, ist, zu versuchen, das Problem durch eine Trancevertiefung oder mehr Entspannung etc. zu lösen. Dadurch werden solche Menschen in der Regel noch mehr blockiert, da sie auch hier wieder etwas Besonderes erwarten.

Vorschläge.

Erklären Sie Ihrem Klienten, dass er spontan das erzählen soll, was er innerlich erlebt. Ganz gleich, ob dies nun Bilder, Töne, Gefühle oder Gedanken sind. Fragen Sie ihn nach der Situation vor zwei Minuten. *"Wie war das, als Sie sich vor zwei Minuten hier hingelegt haben?"* Fragen Sie nicht, ob er sich erinnern kann wie das war, sondern **wie es war**. Stellen Sie gezielt weitere sinnesspezifische Fragen.

In ganz seltenen Fällen werden Sie noch etwas mehr Vorarbeit leisten müssen. In diesem Fall fordern Sie ihn auf, zu erzählen, was er jetzt gerade innerlich empfindet, wie sich die Unterlage anfühlt, sein rechtes Bein, sein linkes Bein, wie sich der Unterschied beider Beine anfühlt. Falls er keinen Unterschied fühlen kann, lassen Sie ihn seinen rechten Fuß bewegen und fordern Ihn auf, jetzt den Unterschied zu beschreiben. Lassen Sie ihn beschreiben, wie Ihre Worte auf ihn wirken, ob er sie mehr von links oder mehr von rechts hört. Fragen Sie, wie er sich fühlt, wenn er in sich hineinfühlt.

Dann schicken Sie ihn ein paar Sekunden zurück, mit den Worten: *"Geh noch mal zurück in die Situation von eben, als sich dein Fuß bewegt hat, schau dir das innerlich an. Welcher Fuß bewegt sich?"* Ich habe noch nie jemanden getroffen, bei dem dann immer noch kein inneres Erleben vorhanden war. Bedenken Sie, auch Gedanken sind inneres Erleben.

Was tun, wenn der kritische Verstand sich hartnäckig einmischt?

Erklärung

Es gibt Menschen, deren Verstand ständig alles kritisch betrachtet und analysiert. Ich hoffe für Sie, dass solche Menschen nicht zu Ihren ersten Fällen gehören werden. ☺ Früher oder später werden Sie jedoch zwangsläufig mit solchen Menschen konfrontiert. Dieses Verhalten hat etwas mit Kontrolle zu tun. Diesen Menschen fällt es schwer, zweigleisig zu fahren. Entweder hat der Verstand die volle Kontrolle oder sie gehen so tief in Trance, dass der Verstand vollständig ausgeschaltet ist. Beides ist unserer Arbeit nicht dienlich. Wir benötigen sowohl einen beobachtenden Verstand als auch lebendiges inneres Erleben. Wichtig ist, dass Sie dieses Verhalten des Klienten vollkommen akzeptieren. Der größte Fehler, den man hier machen kann, ist es, den Klienten zu kritisieren oder zu belehren. Da nutzt es auch nichts, wenn Sie ihn auffordern, mehr loszulassen oder mehr zu entspannen. Würdigen Sie den Verstand auf ganz besondere Weise und der Prozess wird laufen wie bei allen anderen Menschen auch.

<u>Beispiel</u>: Therapeut T Klient K

T: "Geh in die Situation X, was nimmst du wahr?"
K: "Ich erinnere mich, dass ich 7 Jahre alt war und Urlaub auf einem Bauernhof machte."
T: "Du bist also 7 Jahre alt und auf diesem Bauernhof. Was genau nimmst du jetzt dort wahr?"
K: "Ich hab jetzt das Bild, wie ich auf einem Traktor sitze."
T: "Gut und wie geht es weiter, du sitzt auf dem Traktor, was geschieht dann?"
K: "Das ist nur ein Bild, daran kann ich mich erinnern, ein Foto."
T: "Was berühren denn deine Hände, wenn du dir das Foto anschaust?"
K: "Meine Hände sind an dem Lenkrad."
T: "Deine Hände sind am Lenkrad, wie fühlt sich das Lenkrad denn an?"
K: "Das sehe ich auf dem Foto, das ist nur ein Bild."
T: "Ja, es ist nur ein Bild und wenn du jetzt in diesem Bild deine Hände spürst, wie fühlt sich das an, was deine Hände dort spüren?"
K: "Das müsste sich kalt anfühlen, das Lenkrad ist aus Metall,

aber das sagt mir mein Verstand."

Spätestens hier sollte klar sein, dass es sich um einen Klienten handelt, dessen Verstand die Kontrolle nicht aufgeben will.

T: "Dein Verstand sagt dir, dass es sich kalt anfühlt. Wenn du nun dort auf dem Traktor in deine Füße hineinfühlst, was spürst du noch dort?"
K: "Meine Füße hängen sicher in der Luft, weil der Sitz zu hoch für mich ist."
T: "Okay, deine Füße hängen in der Luft, was sagt dein Verstand, was spürst du in den Füßen, wenn sie in der Luft hängen?"
K: "Sie baumeln frei herum und ich spüre die Oberschenkel am Rand von dem Sitz. Aber das denke ich mir alles nur aus, dass es so gewesen sein müsste, das kommt alles von meinem Verstand, der sagt mir das."
T: "Gut, das ist schon in Ordnung so. Was sagt denn dein Verstand, wer da noch alles bei dir ist?"
K: "Meine Tante, sie hat das Foto gemacht."
T: "Deine Tante, gut und was sagt dein Verstand, wo befindet sich deine Tante? Neben dir, vor dir, wo steht deine Tante?"
K: "Vor mir, weil das Foto von vorne aufgenommen wurde."
T: "Du sitzt also auf dem Traktor und deine Tante steht vor dir und fotografiert dich. Kannst du deine Tante gut leiden?"
K: "Ja."

Der Verstand wird voll in die Arbeit mit einbezogen, das ist sehr wichtig. Alle Aussagen des Klienten werden zumindest teilweise wiederholt, bevor die nächste Frage gestellt wird. Mit der letzten Frage wird versucht, Emotionen mit ins Spiel zu bringen. Im Folgenden versuchen wir, Bewegung in die Situation zu bringen.

T: "Gut, geh mal ein Stück weiter bis dahin, wo du den Traktor verlässt. Was sagt dein Verstand jetzt, kannst du das alleine oder muss dir deine Tante helfen? Auf welcher Seite steigst du vom Traktor, links oder rechts?"
K: "Sie kommt zur linken Seite und hilft mir."

T: "Sie hilft dir, frag mal deinen Verstand, ob sie dich runterhebt oder nur festhält. Wie fühlt sich das denn an?"
K: "Sie hält mich von hinten fest."
T: "Sie hält dich von hinten fest, beschreibe mal ganz genau, wie du das jetzt machst, wie kommst du von dem Traktor runter?"
K: "Ich steig rückwärts ab und meine Tante hält mich hinten an der Hose fest."
T: "Sie hält dich an der Hose fest. Und du? Hältst du dich auch irgendwo fest? Geh mal mit deinem Verstand voll rein in die Situation, so dass du alles genau sehen und spüren kannst."
K: "Ich halte mich an den Rohren vom Sitz fest und dann ist da noch so ein Blech, wo ich mich festhalten kann."

Auf diese Weise werden, wie Sie es schon kennen, vermehrt sinnesspezifische Fragen und Orientierungsfragen gestellt. Der Verstand wird in die Arbeit mit einbezogen, so als sei es selbstverständlich. Die Informationen kommen aus dem Unbewussten, wir geben dem Verstand lediglich das Gefühl, dass er wichtig ist und fordern ihn auf zur Mitarbeit. Die Fragestellungen sind die Gleichen, wie wir sie schon vermehrt besprochen haben, lediglich der Verstand bekommt hier noch einen Sonderplatz (damit er Ruhe gibt ☺).

- *Was sagt Ihr Verstand, welche Situation benötigen wir, um..?*
- *Was sagt Ihr Verstand, was muss geschehen, damit…?*
- *Ihr Verstand zeigt Ihnen nun genau die Situation, die…*
- *Ihr Verstand weiß genau, was nun geschehen muss, damit…*
- *Wenn Ihr Verstand sich jetzt ausdenken müsste, wie es gewesen sein könnte, wie ginge es dann weiter?*

Manch ein Verstand verhält sich wie Menschen, die überall ihren Senf dazu geben und immer das letzte Wort haben müssen. Sobald Sie erkennen, dass Sie es mit einem derartig veranlagten Menschen zu tun haben, wechseln Sie zu dieser Strategie und Sie werden solche Fälle genauso gut bearbeiten können wie alle anderen auch.

Was tun, wenn der Klient plötzlich während des Prozesses keine Wahrnehmung mehr hat?

Erklärung.

Dies kann verschiedene Gründe haben:

- Der Klient befindet sich vor einer unangenehmen, schmerzhaften Situation.
- Das Unbewusste versucht zu verhindern, dass erneut Schmerz erfahren wird.
- Der Klient befolgt ein (Wort-)Programm. "Das darf niemand erfahren" "Der ist tot."(Narkose) "Sei still, lass mich in Ruhe etc." Die Möglichkeiten sind hier unendlich.
- Der Klient befindet sich vor einem größeren Trauma. Dies ist meist begleitet von Erscheinungen wie Gähnen, Müdigkeit oder sogar einschlafen. (In solchen Situationen auf jeden Fall weitermachen, Sie sind kurz vorm Ziel.)
- Der Klient möchte sein Erlebnis nicht preisgeben, aus Scham oder anderen Gründen. (Hier arbeiten Sie mit Prozessinstruktionen, siehe entsprechendes Kapitel.)

Da Sie nicht wissen, was die genauen Gründe sind, bleibt Ihnen nur die Möglichkeit, verschiedene Strategien zu probieren. Wenn Sie annehmen, dass es sich um eine peinliche Situation handelt, die der Klient nicht preisgeben möchte, fragen Sie ihn, ob Sie richtig vermuten und weisen ihn auf die Möglichkeit der Prozessinstruktionen hin, die Sie im entsprechenden Kapitel dieses Buches finden. Ist dies nicht der Fall, haben sich folgende Methoden in der Praxis bewährt. Der Klient hat erklärt, das er nichts mehr wahrnimmt.

Vorschläge.

Fragen Sie: *"Was nimmst du nicht wahr?"*

Eine Frage mit Überraschungseffekt, die zu einer spontanen Wahrnehmung führen kann.

DK Fragen/Anweisungen:

"Welche Situation brauchen wir nun, damit du wieder etwas wahrnimmst?"
"Was muss jetzt geschehen?"
"Was müssen wir nun zuerst lösen?"
"Geh in die Situation, die wir benötigen, damit du wieder etwas wahrnimmst."

Fantasie-Fragen:

"Wie könnte es weiter gehen?"
"Wenn du etwas wahrnehmen würdest, was könnte das sein?"
"Wenn du etwas wahrnehmen würdest, wie würde sich das anfühlen?
"Denk dir einfach etwas aus."
"Erfinde eine Geschichte dazu."

Bei diesen Fragen bedienen Sie sich der Fantasie. Ganz gleich, was der Klient äußert, es wird immer in Verbindung zu therapierelevanten Fakten stehen.

Prozessinstruktionen:

"Irgendetwas in dir weiß, was nun notwendig ist und führt dich auf eine Art und Weise weiter, wie es gut ist für dich."
"Ein Teil von dir weiß schon jetzt, was da gleich kommt."
Irgendetwas in dir führt dich nun näher."

Bei den letzten beiden Anweisungen achten Sie ganz besonders auf emotionale Regungen. Greifen Sie diese auf und verstärken Sie diese.

Überspringen/Ausklammern

Mit dieser Anweisung wird das problematische Ereignis ausgeklammert/übersprungen:
“Geh in der Zeit weiter, so weit, bis du wieder etwas wahrnimmst.”
“Geh nun einfach weiter, bis sich etwas verändert. Was verändert sich nun?”

<u>Dissoziieren</u>

Sie dissoziieren den Klienten räumlich und erleichtern ihm evtl. dadurch die Wahrnehmung:
“Du bist nun so dicht an einer Situation, dass du sie nicht wahrnehmen kannst, entferne dich nun langsam. Und je weiter du dich entfernst, umso klarer kannst du wahrnehmen um was es geht.”

Sie dissoziieren den Klienten zeitlich:
“Nimm es wie ein früheres Leben wahr.“ “Wie würde es sich anfühlen, wenn es in einer anderen Zeit geschehen wäre?“

<u>Emotionale Reaktionen provozieren</u>

“Geh nun noch näher an die Sache heran, und achte auf die Veränderung deiner Gefühle. Und noch näher jetzt. Lass die Gefühle zu, die sind gut, die führen uns genau zum Ziel.”

Bei dieser Frage und Anweisung werden Sie Veränderungen in der Physiologie wahrnehmen. Diese Frage bringt Gefühle mit ins Spiel, Gefühle sind der ideale Treibstoff im Rückführungsprozess.

<u>Wiedererleben von Narkosen</u>

Manchmal führt die Suche nach Ursachen verschiedener Störungen in OP-Erlebnisse. In einigen Fällen kann es vorkommen, dass der Klient die Narkose körperlich in Echtzeit erneut erlebt. Das heißt, der Klient driftet ab und ist nicht mehr ansprechbar. Selbst wenn Sie versuchen, ihn wachzurütteln, wird er nicht reagieren. In solchen Fällen bleibt Ihnen nichts anderes übrig, als zu warten, bis der Klient von selbst erwacht. In der Regel dauert dieser Schlaf genau so lange, wie die OP dauerte. Ist Ihr Klient wieder ansprechbar, starten Sie einen erneuten Durchlauf. Jetzt müssen Sie allerdings aufpassen, dass die Verbindung nicht erneut verloren geht. Hierzu müssen Sie ihn eindringlich und ständig ermahnen, den Kontakt zu Ihrer Stimme zu halten:

"Geh nun ganz langsam weiter und ganz gleich, was geschieht, du hältst den Kontakt zu meiner Stimme, du kannst jederzeit auf meine Worte reagieren. Was geschieht nun?"

Nachdem der Klient geantwortet hat, schicken Sie ihn weiter.
"Gut und nun geh ganz langsam weiter und halte den Kontakt zu meiner Stimme, so dass du jederzeit auf meine Worte reagieren kannst. Was geschieht nun?"

Auf diese Weise führen Sie den Klienten Stück für Stück in das OP-Erlebnis. Sie müssen ganz genau die Reaktionen beobachten und sofort reagieren, wenn Sie Anzeichen sehen, dass Ihr Klient erneut abdriftet. Sobald die Einschlafphase der Narkose überschritten ist, können Sie ihn normal weiterführen, dann ist die Gefahr, das er einschlafen könnte, vorüber.

<u>Wortwiederholung</u>

Wenn nichts mehr geht, hilft meist die <u>Wortwiederholungstechnik.</u> Hierbei wird der Klient angehalten, die letzten Worte, mit denen er erklärte, dass er nichts mehr wahrnimmt, endlos zu wiederholen. Wenn es sich bei der Wahrnehmungsblockade um Wortprogrammierungen handelt, kommen diese meistens durch diese Technik zum Vorschein. Das heißt, der Klient spricht das volle Programm aus und erkennt gleichzeitig, wessen Worte es waren.

Handelt es sich um blockierte traumatische Erlebnisse, führt diese Technik oft dazu, dass diese explosionsartig freigegeben werden. Sie können diese Technik auch zur Kontrolle anwenden, ob ein Erlebnis restlos aufgearbeitet ist oder ob es noch versteckte Ladungen enthält. Wenn der Klient zum Beispiel erklärt: "Die Sache ist in Ordnung." lassen Sie diesen Satz endlos wiederholen. Sollten noch versteckte Ladungen vorhanden sein, werden sich schnell entsprechende Emotionen aufbauen. Durch die endlose Wiederholung der Worte "Die Sache ist in Ordnung.", entsteht ein innerer Konflikt und das Unbewusste reagiert, sofern es noch etwas zu bearbeiten gibt. Die Sätze sollten nicht gebetsmühlenartig heruntergeleiert werden, sondern mit Betonung und Überzeugung ausgesprochen werden. Sie sollten Ihren Klienten immer wieder neu anleiten, lauter, überzeugender usw. zu sprechen. Des weiteren sollten Sie keine Pausen zulassen.

Teilearbeit

„Wie fühlt sich der Teil in dir, der die Sache jetzt noch blockiert?"
„Was befürchtet der Teil in dir, der die Sache jetzt noch zurück hält?"
"Welche Gründe könnte es haben, dass ein bestimmter Teil von dir die Sache jetzt noch zurückhält?"

Achten Sie hierbei auf die Feinheiten der Frageformulierung. Es ist ein Unterschied, ob ich sage: *"Die Sache ist blockiert."*
Oder: *"Die Sache ist jetzt noch blockiert."*

Je nach Antwort, stellen Sie weitere Fragen, die weitere Teile ins Spiel bringt.

Zum Beispiel: *"Es gibt da noch einen weiteren Teil, der sehr daran interessiert ist, dass du dein Ziel jetzt erreichst, welche Vorteile sieht dieser Teil hauptsächlich?"*

Hier werden die positiven Aspekte des gesamten Prozesses auf unbewusster Ebene aktiviert. Die Belohnung, die am Ende wartet, mildert die Angst und erhöht die Bereitschaft, vorübergehend Unangenehmes in Kauf zu nehmen.

“Es gibt da noch einen weiteren Teil in dir mit sicheren und starken Vorschlägen, die wir nun gut gebrauchen können. Auch wenn du diese Vorschläge im Moment noch nicht kennst, kannst du schon spüren, wie gut sie sich anfühlen. Was kommt da jetzt?”

Mit dieser Strategie involvieren Sie mehrere Teile in den Prozess. Dadurch wird die Last auf mehrere Teile verteilt. Zudem entsteht ein neues Kräfteverhältnis. Ursprünglich gab es einen Teil der blockierte und einen Teil der die Information wollte, nämlich Sie. Nun haben Sie das Verhältnis 3 zu 1 geschaffen. Drei Teile mit guten, sicheren, belohnenden Argumenten gegen einen Teil, der blockiert. Je nach Situation können Sie weitere positive Teile ins Spiel bringen. Auf diese Art moderieren Sie eine Teileverhandlung, die den Prozess wieder ins Laufen bringt.

Wichtig ist, dass Sie flexibel arbeiten. Wenn Sie einen dieser Vorschläge ausgereizt haben, wechseln Sie die Strategie. Nichts ist schlimmer als eine festgefahrene Situation, in der der Therapeut fantasielos auf einer Methode herumhackt. Sie können die Fragen und Anweisungen auch durcheinander mischen.

Stellen Sie immer mehrere Fragen gleichzeitig und platzieren Sie die Frage, die Ihnen am sinnvollsten erscheint als letzte Frage. Jede Frage löst in der Regel mehrere unbewusste Suchprozesse aus, jede Anweisung löst unbewusste Aktionen aus. Der bewusste Verstand bleibt erfahrungsgemäß an der letzten Frage hängen. Achten Sie aber darauf, dass die Fragen alle in eine Richtung weisen.

Zügig und zielstrebig arbeiten

Wenn Sie Ihrem Klienten eine Frage stellen, entsteht Aktivität in seinem Unbewussten. Kein Mensch weiß genau, wie und was da im Einzelnen geschieht. Je mehr und intensiver Sie fragen, umso umfangreicher sind die Prozesse, die Sie im

Unbewussten auslösen. Während der bewusste Verstand Zeit benötigt, um Fragen zu beantworten und sich auch nur auf eine begrenzte Anzahl von Fragen konzentrieren kann, können auf unbewusster Ebene viele Dinge unabhängig voneinander gleichzeitig ablaufen. Denken Sie nur an die vielfältigen komplexen Vorgänge, Berechnungen und den Informationsfluss, der notwendig ist, um ein System wie den menschlichen Organismus funktionieren zu lassen.

Diese differenzierte Arbeitsweise von bewusstem Verstand und Unterbewusstsein ist für unsere Arbeit von großem Vorteil und sollte entsprechend genutzt werden. Im Klartext heißt dies: zügig arbeiten, viele Fragen stellen und auf eine Antwort drängen. Lassen Sie dem bewussten Verstand keine Zeit zum Überlegen. Denn wie das Wort ÜBERLEGEN schon sagt, nutzt der Verstand die Zeit um eigene Berechnungen anzustellen und die Informationen aus dem Unbewussten zu überlegen, etwas darüber zu legen, sie gegebenenfalls zu unterdrücken.

Aus diesem Grund arbeiten Sie zügig, drängen Sie auf Antworten. Dieses erhöhte Tempo wird anfangs von dem Klienten als unangenehm empfunden, da es für ihn ungewohnt ist und für den Ratio Stress entsteht. Das sollte Sie jedoch nicht stören, da es nur vorübergehend ist und der bewusste Verstand sich recht schnell in eine passive Beobachterposition zurückzieht. Dies wiederum ist genau das, was wir benötigen: einen ruhigen beobachtenden Verstand. Erinnern Sie sich: es geht letztendlich darum, unverarbeitetes Material neu zu sichten und auf harmonische Weise dem Gedächtnisspeicher zuzuführen.

Was tun, wenn der Klient den Prozess abbrechen will?

Es kann durchaus vorkommen, dass ihr Klient mitten im Prozess die Augen öffnet und abbrechen will. Dies ist für viele ein heikles Thema. Wir sind dazu erzogen, immer höflich zu sein und den Willen unserer Mitmenschen zu respektieren. Wenn Sie gerne mit Ihrem Klienten zusammen sind und noch möglichst lange seine Gegenwart genießen möchten, dann akzeptieren Sie seinen scheinbaren Willen und brechen den Prozess ab. Sie haben dann einen Fall, der Sie noch lange beschäftigen wird.

Wenn Sie Ihrem Klienten jedoch wirkungsvoll helfen möchten, dann betrachten Sie solche scheinbaren Willensäußerungen als das, was sie sind - Teil seines Verdrängungsmechanismus oder sogar Teil einer Programmierung. Sobald der Prozess angelaufen ist, herrschen andere Bedingungen als im alltäglichen Leben. Ich habe in all den Jahren keinen einzigen Fall gehabt, in dem der Klient tatsächlich den Prozess abgebrochen hat, und genau dies würde er tun, wenn es tatsächlich sein Wille wäre. Genauso wenig, wie Sie jemanden gegen seinen Willen hypnotisieren können, können Sie einen Menschen gegen seinen Willen durch solch ein Prozess führen. Sollten Sie mit solch einem Fall konfrontiert werden, können Sie sicher sein, dass Sie kurz vor dem Durchbruch sind, und es wäre geradezu unverantwortlich hier abzubrechen.

Was tun in solch einer Situation?

Wie würde Ihr Zahnarzt reagieren, wenn Sie mitten in der Behandlung, er hat den Zahn schon halb herausgezogen, sagen würden, Sie möchten aufhören für heute?

Er würde Verständnis zeigen, sagen „Wir haben es gleich." und den Rest auch noch ziehen. Und genau dies ist die richtige Methode. Gehen Sie auf die Äußerung des Klienten ein, signalisieren Sie ihm, dass Sie verstanden haben und fahren Sie fort. Ich sage in solchen Fällen: "Okay, ist in Ordnung, aber jetzt schließen Sie die Augen und wir gehen da nochmal rein…"
Oder: "Gut, wir hören gleich auf, aber eine Minute dauert es noch."
Sie sehen, das „Ja, aber..." erfüllt manchmal auch gute Zwecke.

In ganz seltenen Fällen müssen Sie energischer werden. Dann geben Sie ganz bestimmt und autoritär Ihre Anweisungen.

Der Klient hat zwar eine Wahrnehmung, schämt sich aber oder möchte diese nicht äußern - was tun?

Dies sind Situationen, die oftmals in Erscheinung treten bei Missbrauch oder anderen Erlebnissen, die dem Klienten peinlich sind. Solche Möglichkeiten sollten Sie immer in Betracht ziehen, wenn es mal nicht weitergeht. Im Zweifelsfall sprechen Sie ihren Klienten darauf an. Geben Sie ihm zu verstehen, dass es nicht notwendig ist, seine Erlebnisse zu äußern, ganz gleich um was es sich handelt. Erklären Sie ihm, dass es nur wichtig ist, dass er sich die Sachen anschaut, dass er die Situation durchläuft. Und dann fahren Sie fort. Spätestens jetzt wird es sich zeigen, ob Sie die Prinzipien der direkten Kommunikation verstanden haben und wie gut Sie Ihre Beobachtungsgabe geschult haben. Versuchen Sie nie Ihrem Klienten seine Geheimnisse zu entlocken. Respektieren Sie seine Privatsphäre, Sie sind schließlich kein Priester, der die Beichte abnimmt.

Anweisungen:
"Geh nun langsam weiter, schau dir alles ganz genau an, ganz gleich was geschieht."

Beobachten Sie genau die Reaktionen und führen Sie Ihren Klienten Schritt für Schritt weiter. An seinen Augenbewegungen können Sie ablesen, welcher Art seine Wahrnehmungen sind. Wenn Sie zum Beispiel bemerken, dass er bei einer visuellen Wahrnehmung heftig reagiert, könnte Ihre Anweisung lauten: *"Ja, schau dir das genau an."* Sind auditive Wahrnehmungen zu erkennen, geben Sie Anweisung, sich auf jedes einzelne Wort zu konzentrieren, das gesprochen wird. Zunächst ist es wichtig, dass die Situation einmal komplett durchlaufen wird. In diesem Durchlauf wird das Geschehen von aufgestauten Emotionen entladen und der Klient verschafft sich einen Überblick, um was es eigentlich geht.

Hierauf folgt ein weiterer Durchlauf mit der Anweisung, sich auf jedes Wort zu konzentrieren, das gesprochen wurde. Waren mehrere Personen beteiligt, gilt für jede wichtige Person ein

Durchlauf. Wie Sie bereits wissen, ist dies notwendig, um latente Programmierungen zu lösen. Geben Sie Ihre Anweisungen kontinuierlich, damit der Kontakt nicht abreißt und der Klient nicht von den Ereignissen überschwemmt wird. Wenn Sie sehen, dass gerade besonders schmerzhafte Erlebnisse durchlaufen werden, schreiten Sie ein und ermutigen dazu, alles zuzulassen und weiterzugehen. Sobald Sie erkennen, dass Ihr Klient die Situation durchläuft ohne jegliche emotionale Reaktion, gehen Sie zur Harmonisierung über, wie bereits ausführlich erläutert.

Wenn Sie die Möglichkeit haben, üben Sie diese Art der Führung mit einem Partner. Sie können jede Situation zu Übungszwecken durchlaufen, Urlaubserlebnisse, Kindheitserlebnisse usw. Sie müssen dazu nicht unbedingt traumatische Situationen aufsuchen. Es ist eine sehr wirkungsvolle Möglichkeit, seine Beobachtungsgabe zu schulen und zu entwickeln. Darüber hinaus machen diese Übungen Spaß und Sie werden eine Menge lernen.

Führen durch Prozessinstruktionen

Diese Methode eignet sich für Menschen, denen kein Stress zuzumuten ist, sowie in sprachlich abgewandelter Form für Kinder.

<u>Prozessinstruktionen</u>
Unter Prozessinstruktionen versteht man inhaltsfreie Instruktionen. Instruktionen, die viel über den Prozess, aber wenig oder nichts über den Inhalt aussagen. Sie können eine komplette Sitzung nur auf Prozessinstruktionen aufbauen, ohne jemals etwas über den Inhalt der zu bearbeitenden Probleme zu wissen. Mit Hilfe von Prozessinstruktionen können Sie das Bewusstsein des Klienten ausklammern und direkt zum Unterbewusstsein sprechen und unbewusste Teile aktivieren. Dies hat folgende Vorteile:

- Das Bewusstsein mit seinen einschränkenden Überzeugungen und Zweifeln wird ausgeklammert.
- Sie können Probleme bearbeiten, von deren Inhalt weder Sie noch Ihr Klient etwas wissen müssen.
- Ihr Klient wird aktiv in die Arbeit mit einbezogen, denn er muss die Inhalte Ihrer Instruktionen aus seinem Weltbild (seinem Modell der Welt) beisteuern.
- Es entstehen keinerlei Zwänge, es bleibt dem Unbewussten überlassen, wann, wie und auf welche Weise es reagieren möchte.
- Sie nutzen eine unendliche Vielfalt an Informationen und Erfahrungen, auf die das Bewusstsein keinen Zugriff hat.
- Die Veränderungen verlaufen sanft und vollkommen harmonisch.

Lassen Sie folgende Worte auf sich wirken:

Während Sie bewusst diese Worte lesen, werden diese Worte auch von Ihrem Unterbewusstsein registriert. Und während Ihr Bewusstsein damit beschäftigt ist, sich den Sinn dieser Worte zu erschließen, kann Ihr Unbewusstes die Gelegenheit nutzen, um sich einer ganz bestimmten Sache zuzuwenden und wir wissen beide nicht, ob es sich dabei um einen ungelösten seelischen Konflikt aus Ihrer Kindheit handelt oder um andere wichtige Dinge, die schon lange darauf warten, gelöst zu werden. Und es ist völlig gleichgültig, darüber nachzudenken, ob Sie es wissen oder nicht, denn Ihr Unbewusstes hat bereits angefangen, zu reagieren, auf eine Art und Weise, wie es schon immer reagiert hat, um etwas Wichtiges für Ihr persönliches Wohlbefinden zu erledigen. Sie können sich nun ganz bewusst dem Gefühl der Freude hingeben in der Gewissheit, dass gerade eben etwas geschieht. Und das Interessante an solchen Prozessinstruktionen ist, dass sie, haben sie erst einmal das Unbewusste aktiviert, unabhängig von der Skepsis des bewussten Verstandes ihre Wirkung zeigen.

In Kurzform lautet diese Botschaft:
Lösen Sie einen ganz bestimmten seelischen Konflikt auf unbewusster Ebene.

Bei Prozessinstruktionen benutzt man vorwiegend viele Nominalisierungen, Worte wie Überraschung, Freude, Neugier, Möglichkeit, Wachstum, Entwicklung, Zufriedenheit usw. Immer, wenn Sie derartige Worte hören oder lesen, wenn etwas sprachlich unspezifisch dargeboten wird, sind Sie gefordert, das dargebotene Material zu spezifizieren, um das Gesprochene zu verstehen. D. h., Sie ergänzen die fehlenden Informationen mit Informationen aus Ihrem persönlichen Modell der Welt. Wenn von einem ganz bestimmten Problem die Rede ist, löst dies einen unbewussten Suchprozess aus und Ihr Unterbewusstsein wendet sich einer bestimmten Sache zu, einer Sache, die für Sie gegenwärtig relevant ist. Dies alles sind Prozesse, die ohnehin automatisch bei jedem Menschen ablaufen. Bei der Hypnoseanwendung werden solche natürlichen Vorgänge genutzt, indem sie zusätzlich angeregt und verstärkt werden.

Selbst wenn Sie auf formale Induktionsmethoden verzichten, d.h. ohne Hypnose arbeiten, kommt es bei Prozessinstruktionen automatisch zu offenen oder verdeckten Trancezuständen. Je besser Sie bewusste Vorgänge von unbewussten Vorgängen unterscheiden können, umso präziser können Sie Ihre Prozessinstruktionen auf die persönlichen Bedürfnisse Ihres Klienten zuschneiden und somit die Reaktionen in die gewünschte Richtung verstärken.

Auch wenn die Instruktionen völlig inhaltsfrei sind, sollten Sie die Prozesse, die Sie anstreben, möglichst genau beschreiben, d.h. die einzelnen Sequenzen benennen. Das Unbewusste ist immer bereit, neues Verhalten auszuprobieren, wenn es dazu angeregt wird.

Das Schema einer Prozessinstruktion

enthält:

1) die Aktivierung des Unbewussten bzw. Aktivierung bestimmter Teile des Unbewussten,
2) das Thema des erwünschten Prozesses benennen z.B. Aufarbeitung einer Erfahrung; etwas Neues lernen; körperliche Heilung usw.,
3) die Würdigung des Unbewussten.(„Sie können Ihrem Unbewussten vollkommen vertrauen"),
4) den Auftrag, dass über die Sitzung hinaus an dem Thema, auf unbewusster Ebene, weitergearbeitet wird,
5) den Hinweis darauf, dass das Unbewusste bereits mit der Arbeit begonnen hat,
6) die Aufforderung zur Freude, Neugierde etc. auf das zu erwartende Ergebnis.

Beispiel

„Ihr Unbewusstes ist immer bereit, auf bestimmte Dinge in geeigneter Weise zu reagieren (1) und während Sie selbst sich ganz bewusst mit dem Thema der Prozessinstruktionen beschäftigen (2), hat Ihr Unbewusstes seine Arbeit bereits aufgenommen (5) und auf seine ureigene Art Dinge getan, die notwendig sind, immer dann, wenn es darum geht, etwas Neues zu lernen, und auch wenn Sie nicht wissen, was genau im Einzelnen geschieht, wissen Sie doch, dass Sie Ihrem Unbewussten vollkommen vertrauen können (3), denn Sie wissen, dass Sie schon viele Dinge im Leben erfolgreich gelernt haben und wissen, wie zuverlässig Ihr Unterbewusstsein Ihnen all dieses Wissen zur Verfügung stellt. Und während Sie sich weiter Wort für Wort, Zeile um Zeile durch diesen Stoff hindurcharbeiten, können auf tieferen Ebenen Verbindungen entstehen zu früherem Lernen, so dass all das neue Wissen sich auf harmonische Weise verbindet mit dem Vielen was Sie schon können und all dem, was Sie noch

(4) können WERDEN Sie eines Tages zurückschauen und überrascht sein, (6) wie einfach es doch war.“

In unserem Unbewussten sind alle Erfahrungen, die wir jemals gemacht haben, (abrufbar) gespeichert. Darüber hinaus ist bekannt, dass der Mensch Zugang zu weiteren Informationen und Fähigkeiten hat und der Weg dorthin führt über das Unterbewusstsein. Ihre Prozessinstruktionen sollten also auch immer Prozesse aktivieren, die dazu führen, dass das Unbewusste schon vorhandene Erfahrungen mit einbezieht und kreative neue Wege beschreitet.

Prozessinstruktionen zur Unterstützung körperlicher Heilprozesse

„Ich schlage vor, Sie machen es sich jetzt so bequem wie möglich, während ich beginne, zu Ihrem Unbewussten zu sprechen, können Sie Ihre Augen schließen oder auch nicht. Und es ist nicht unbedingt notwendig, dass Sie mir bewusst zuhören oder in eine Trance gehen, denn es gibt etwas in Ihnen, das weiß, was wichtig ist für Ihr Wohlbefinden und Ihre Gesundheit, und dieses Etwas in Ihnen, was auch immer es sein mag, kann hören, was wirklich notwendig ist für Ihre körperliche Gesundheit, Ihre innere Harmonie und Ihr körperliches Wohlbefinden. Es sind so unendlich viele Dinge im Leben, die geregelt werden, ohne dass wir es bemerken. Ihr Herz zum Beispiel, schlägt auch dann, wenn Sie sich nicht darum kümmern und Sie atmen, auch wenn Sie nicht daran denken. Ihr Unbewusstes weiß die vielen Dinge zu regeln. Selbst jetzt, da Sie hier sitzen und hören und sich vielleicht fragen, wozu dies alles gut IST vieles geschehen, ohne dass Sie es bemerkt haben -- so wie alles Wichtige immer geschieht, ohne dass wir es so recht bemerken. Selbst nachher, wenn Sie sich wieder anderen Dingen zuwenden, können Sie sich der Tatsache erfreuen, dass die Prozesse im Verborgenen weiterlaufen auf eine Art und Weise, wie es typisch ist. Und vielleicht erinnern Sie sich an andere Situationen -- zu einer anderen Zeit, -- als genau das Gleiche geschah -- und alles, was Ihnen danach bewusst wurde, war die Erkenntnis, dass Sie

gesund sind. Oftmals geschieht eine Heilung über Nacht, während wir schlafen ist das Unbewusste besonders aktiv -- dann geschehen viele Dinge, die uns Erholung bringen, -- unseren Körper erneuern, -- uns Kraft und Stärke geben. Die wahren Wunder geschehen immer im Verborgenen -- ohne unser bewusstes Dazutun -- denn unser Unbewusstes weiß, was gut für uns ist. Und vielleicht kennen Sie das Gefühl von grenzenlosem Vertrauen, das man immer haben kann, wenn man weiß, dass für alles gesorgt ist -- oder das Gefühl der Vorfreude, das Sie immer dann genießen können, wenn Sie ein ganz besonderes Geschenk erwarten und die Überraschung, wenn man die Einfachheit erkannt hat, mit der eine wirklich gute Heilung geschieht -- jetzt oder in einer Weile -- können Sie beginnen, darüber nachzudenken, wie gut Sie sich doch fühlen nach so ein paar Minuten der Ruhe und Entspannung."

Spielen Sie ein wenig mit diesem Text, mit Sicherheit können Sie einen Text entwerfen, der noch mehr ausgeschmückt ist.

Prozessinstruktionen für neues Lernen, zum Verbessern der Fähigkeiten etc.

Menschen träumen immer davon, etwas Neues zu lernen oder etwas, das sie schon können, noch besser zu beherrschen. Erinnern Sie sich nur an Ihre Kindheit, da gab es jeden Tag etwas Neues zu erobern und, was auch immer dieses Etwas war, Sie haben es auf eine ganz spezielle Art und Weise gelernt - Dinge die Ihnen heute selbstverständlich sind, Dinge von ganz unterschiedlicher Art, wie zum Beispiel Radfahren, Lesen, Schreiben, Schwimmen oder, noch weiter zurück, Ihre ersten Schritte. Sie haben einfach Ihrer Intuition vertraut in dem Wissen, dass ein Mensch alles Mögliche lernen kann. Und vieles von dem, was Sie lernten, hat Ihnen Freude bereitet, weil Sie es auf eine ganz bestimmte Art lernten.

Möglicherweise haben Sie auch jetzt ein ganz bestimmtes Ziel vor Augen, etwas, dass Sie gerne können oder besser können möchten und es kann von großem Nutzen sein, wenn Sie auf bewährte Lernstrategien von früher zurückgreifen, um sich Ihre Wünsche auf eine besonders angenehme Art zu erfüllen.

Als Sie laufen, radfahren und schwimmen lernten, hatten Sie jeweils eine ganz bestimmte, bewusste oder unbewusste, Vorstellung davon, wie Sie sich fühlen würden, wenn Sie ihr Ziel erreicht haben würden -- und möglicherweise können Sie auch jetzt ähnlich starke Gefühle entwickeln. Diese guten, starken Gefühle, die Ihrem Unbewussten so viel Freude bereiten, sind das Fundament aller weiteren Motivationen Neues zu lernen. Ihr Unbewusstes tut nur dann etwas, wenn es damit ein Ziel verfolgt, denken Sie also daran, wie und wo Sie Ihre neuen Fähigkeiten einsetzen wollen. Denken Sie an die Orte, wohin Sie Ihre neuen Fähigkeiten mitnehmen werden, denken Sie an die Menschen, die Sie mit Ihren neuen Fähigkeiten überraschen werden. Denken Sie an die Zukunft, an Zeiten und Orte, die es Wert sind, dass Sie all das Gelernte und all die neuen Fähigkeiten dorthin mitnehmen und spontan in Erscheinung treten lassen. Denn während Ihr Bewusstsein eifrig an all dem, was es zu lernen gibt, arbeitet, hat Ihr Unbewusstes Informationen gespeichert auf seine eigene Art und Weise, wie es gar nicht anders kann. Diesem Wissen können Sie erlauben, sich in Ihrem Unbewussten niederzulassen und unbewusst wissen Sie dieses Wissen zu sichten und zu ordnen, mit bereits bestehendem Wissen zu verbinden als etwas immer Verfügbares, was von Dauer und beständig ist, so dass Ihr Bewusstsein freudig überrascht feststellen kann, dass es etwas völlig Neues tut und gar nicht genau weiß, wie und warum.

Weitere Prozessinstruktion im Regressionsprozess

Prozessinstruktionen bei Rückführungen (auch bei anderen Methoden) sind immer angebracht, wenn die Klienten über die zu behandelnden Themen nicht sprechen möchten/können.

Beispiel:
Sie haben während einer Rückführung eine bestimmte Situation

erreicht, über die Ihr Klient nicht sprechen möchte oder nicht sprechen kann, aus welchen Gründen auch immer.

„Sie brauchen mir von dem Inhalt nichts zu erzählen, ganz gleich, was da auch gerade geschieht. Ich möchte, dass Sie sich alles ganz genau anschauen, was da gerade passiert. Schauen Sie sich alles ganz genau an und gehen Sie langsam weiter. Achten Sie darauf, was sich verändert – so ist es gut – gehen Sie langsam weiter, solange, bis sich wieder etwas verändert – jetzt, was verändert sich jetzt? – Schauen Sie sich alles genau an und gehen Sie weiter."

An der Physiologie können Sie ablesen, wie Sie Ihre Instruktionen formulieren müssen. Sie werden auch deutlich sehen, wenn die Person eine bestimmte Situation durchlaufen hat. Sollten Sie unsicher sein, ob Sie die physiologischen Veränderungen richtig einschätzen, können Sie auch wie folgt verfahren:

„Sie brauchen mir nicht zu erzählen, was Sie da gerade wahrnehmen, es genügt wenn Sie selbst es in aller Deutlichkeit und Klarheit erleben. Geben Sie mir einfach zu verstehen, wie weit wir jeweils fortgeschritten sind. Sie können meine Fragen beantworten, indem Sie einfach mit dem Kopf nicken, wenn Sie Ja meinen und mit dem Kopf schütteln, wenn Sie Nein meinen. Sie können aber auch laut antworten, wenn Ihnen das lieber ist. Gehen Sie jetzt einfach weiter und schauen Sie sich alles ganz genau an ......"

Dieses Verfahren hat den Vorteil, dass der Klient auch Situationen bearbeiten kann, die ihm peinlich sind, über die er nicht sprechen möchte. Gerade wenn es um peinliche oder intime Dinge geht, findet der Klient leichter Zugang zu entsprechenden Informationen, wenn er weiß, dass er sie nicht kundgeben muss.
Wenn ein Prozess ins Stocken gerät, können Sie gleichfalls mit Prozessinstruktionen arbeiten, gerade bei Menschen, für die die rustikale Methoden, die Sie schon kennen, ein gesundheitliches Risiko darstellen würden, zum Beispiel Menschen, bei denen

Sie mit asthmatischen Reaktionen rechnen müssen, Menschen, die über nur sehr wenig freie Energie verfügen usw.

Beispiel:
„Ihr Unbewusstes hat nun verschiedene Informationen gefunden, die für Ihre Situation außerordentlich wichtig sind und Sie haben gerade die Erfahrung gemacht, dass Sie sich auf die Arbeit Ihres Unterbewusstseins absolut verlassen können. Manchmal ist es besser, bestimmte Dinge zu einem späteren Zeitpunkt zu erfahren, um den vollen Nutzen daraus zu ziehen. Genießen Sie einfach den angenehmen Zustand der Entspannung, während ich Ihr Unbewusstes nun bitte, die komplette Situation durchzugehen, sich alles anzuschauen, alles zu hören und zu spüren, was wichtig ist. Und Ihr Unbewusstes wird Ihnen immer nur soviel mitteilen, wie es gut für Sie ist. Was auch immer da geschehen ist, kann nun gesichtet, neu erfahren und geordnet werden.“

Zumindest zu Trainingszwecken sollten Sie ab und zu Sitzungen nur mit Prozessinstruktionen durchführen. Dies führt dazu, dass Sie sich auch später weniger von den Inhalten ablenken lassen.

„Es gibt da ein paar Dinge in Ihrem Leben, die es Wert sind, dass Sie sich Ihnen noch einmal zuwenden. Und während Ihr Unbewusstes dabei ist, eine Situation zu finden, deren Aufarbeitung für Ihre augenblickliche Situation wertvoll und förderlich ist, möchte ich, dass Sie sich weiterhin einfach wohlfühlen und entspannen. Und wir wissen beide noch nicht, auf welche Weise Ihr Unbewusstes reagiert und welche Überraschung es für Sie bereithält. Wir wissen nur, dass es viele Erlebnisse gibt, die teilweise sehr weit zurückliegen, Angenehmes und Schmerzliches, und dass all das viele Erleben dazu beigetragen hat, dass Sie heute das sind, was Sie sind. Und doch gibt es da eine ganz bestimmte Sache, die Ihr Unbewusstes Ihnen heute zeigen möchte und ich möchte, dass Sie sich nun dieser einen bestimmten Sache zuwenden, ich möchte, dass Sie Ihre ganze Aufmerksamkeit nur dieser einen Sache zuwenden und es spielt keine Rolle, ob es sich

dabei um Dinge handelt, die Sie sehen, fühlen oder hören können. Ihr Unbewusstes weiß Sie auf seine ganz eigene Weise in diesen Prozess einzuführen, so dass Sie eine Menge Neues lernen können."

Durch genaues Beobachten können Sie sehen, ob und was Ihr Klient innerlich erlebt, danach richtet sich Ihr weiteres Vorgehen.

<u>Kinästhetisch</u> (Die Augen des Klienten schauen nach rechts unten).
„Nehmen Sie nun, was Ihr Unbewusstes Ihnen bietet, erlauben Sie sich, diese Gefühle in Ihrer vollständigen Ganzheit zuzuLASSEN Sie sich führen von diesem Gefühl und achten Sie darauf, was im Einzelnen geschieht, nehmen Sie sich alle Zeit, die Sie brauchen, um einzutauchen in die Situation, die Ihnen so viel neues Lernen ermöglicht."

<u>Visuell</u> (Die Augen des Klienten schauen nach rechts oder links oben).
„Schauen Sie sich nun genau an, was Ihr Unbewusstes Ihnen zu zeigen hat, erlauben Sie sich all die Erscheinungen klar und deutlich ZU SEHEN wie es weitergeht eröffnet Ihnen eine völlig neue Sicht auf die Dinge."

<u>Auditiv</u> (Die Augen des Klienten schauen zum linken oder rechten Ohr).
„Und ich glaube, wenn Sie sich nun erlauben, genau hinzuhören, werden Sie verstehen, was Ihr Unbewusstes Ihnen mitteilen möchte, so dass Sie fähig sind, Ihren inneren Worten zu folgen, bis zu einem Punkt, der es Ihnen ermöglicht, all dies auf eine völlig neue Art zu verstehen."

Wichtig ist, dass Sie die Reaktionen auf Ihre Worte verfolgen. Können Sie keine Reaktion feststellen, ändern Sie Ihre Vorgehensweise. Können Sie eine Reaktion erkennen, verstärken Sie diese, indem Sie sich in diese Richtung weiterbewegen. Ihre Prozessinstruktionen sollten viele Anregungen enthalten, wie zum Beispiel: etwas Neues lernen;

inneres Wachstum; Entwicklung neuer Fähigkeiten; Möglichkeiten erkennen; kreatives Handeln; neue Einsichten; innere Stärke; Zuversicht; Lebensfreude; Klarheit der Gedanken usw.

Beschäftigen Sie sich für eine gewisse Zeit spielerisch mit solchen Texten. Entwerfen Sie Texte für verschiedene Situationen/Themen. Schon nach kurzer Zeit werden Sie feststellen, dass Sie unbewusst die richtige Wahl der Worte treffen.

Wie Sie die Wirkung von Prozessinstruktionen noch steigern können

Durch ein paar kleine Kunstgriffe können Sie die Wirkung Ihrer Prozessinstruktionen zusätzlich steigern.

Analoges Markieren
Analog markieren heißt, dass Sie bestimmte Teile Ihrer Äußerungen besonders hervorheben. Eine Sache, die Sie unbewusst schon ein Leben lang praktizieren. Zum Beispiel:

- wenn Sie bestimmte Worte besonders betonen,
- wenn Sie das Sprachmaterial mit erhobenem Zeigefinger oder anderen Gesten unterstreichen,
- wenn Sie bei bestimmten Botschaften mit dem Kopf nicken/ schütteln, die Augen verdrehen oder ihre Mimik auf andere Art verändern,
- wenn Ihre Stimme lauter oder leiser wird,
- wenn Sie die Sprachrichtung ändern

usw.

Das Unterbewusstsein erkennt solche Besonderheiten als spezielle Botschaft und reagiert auch darauf.

Beispiel:
„Vertrauen Sie Ihrem Unbewussten und Sie werden feststellen,

Ihr Körpergewicht reduziert sich *mühelos, ohne Diät, bei ganz normaler Ernährung."*

Hier lautet die besondere Botschaft: Ihr Körpergewicht reduziert sich.

Die markierten Botschaften müssen nicht aneinandergereiht sein wie in unserem obigen Beispiel.

„Sicherlich ist jedem Raucher bekannt, wie schädlich sich **das Rauchen** auf seine Gesundheit auswirkt und dennoch können die meisten von ihnen es nicht ohne weiteres **einstellen**. Wer es aber erst einmal geschafft hat, kann sich **richtig wohlfühlen**.

Hier lautet die besondere Botschaft: Das Rauchen einstellen, richtig wohlfühlen.

Finden Sie die für Sie passende Art, Satzfragmente oder einzelne Worte zu markieren. Dies ist eine Sache, die Sie gut in Ihrem Alltag trainieren können. Am besten eignen sich Gespräche, in denen Sie Worte markieren, durch die Sie den Erfolg, die Reaktion Ihres Gesprächspartners direkt beobachten können.

Beispiel: *„Als ich mich ins Auto setzte, dachte ich, mir friert* ***die Nase*** *ab, und bevor ich losfuhr, musste ich erst einmal* ***kräftig*** *Eis* ***kratzen****."*

Sie werden erstaunt sein, wie viele Menschen sich danach wirklich die Nase kratzen.

Überlappungen

Von Überlappung spricht man, wenn ein Satz mit dem Wort oder einer Wortsequenz endet, mit der der Folgesatz beginnt. Zum Beispiel: *„Es kann sehr einfach sein, Prozessinstruktionen zu lernen, macht Spaß und fördert die sprachliche Sensibilität."* *"Hätten Sie gedacht, dass es so einfach sein kann, Stärke und Zuversicht zu verspüren ist angenehm und gibt Sicherheit."*

Achten Sie bei Überlappungen darauf, dass Sie die Botschaft, die Sie übermitteln wollen, im zweiten Satzteil formulieren. Überlappungen überlasten den Mechanismus der Sprachverarbeitung, der Verstand bleibt zunächst an dieser ungewohnten Formulierung hängen, so dass weitere Botschaften unzensiert die Bewusstseinsschwelle überschreiten können.

Suggestionen

Suggestionen benutzen wir im DK-Verfahren nur indirekt. Es geht hier nicht darum, dem Klienten etwas Bestimmtes einzusuggerieren, sondern lediglich darum, verschiedene Vorschläge zu unterbreiten.

Beispiel: *„Wie würde es sich anfühlen, wenn….?“*
Auch Prozessinstruktionen haben einen stark suggestiven Charakter. Allerdings bleibt es immer dem Unbewussten überlassen, ob und in welcher Weise es reagiert.

Mittlerweile haben Sie sicherlich erkannt, welche Macht in Worten verborgen ist. Wenn Sie Ihre Worte geschickt gebrauchen, völlig gleich ob gesprochen, geschrieben oder in Form von Gedanken, können Sie viel Gutes bewirken. Allerdings ist das Gegenteil ebenso möglich. Interessant ist der Wandel, den ein Mensch durchmacht, nachdem bei ihm eine seelische Störung diagnostiziert wurde. Am Anfang gab es vielleicht ein oder zwei unangenehme Gefühle in Beziehung auf bestimmte Situationen, die in den meisten Fällen durchaus normal und erklärbar wären. Gerät ein solcher Mensch an einen Therapeuten, der ihm überzeugend erklärt, dass es sich zum Beispiel um eine Depression handelt, treten erstaunlicherweise in der Folgezeit eine große Anzahl weiterer Symptome auf, die vorher nicht vorhanden waren, die aber bei einer diagnostizierten Depression vermeintlich dazu gehören. Nicht selten werden dann Medikamente verabreicht, die abhängig machen und es dem Betroffenen unmöglich machen, auf natürliche Weise zu einem harmonischen Zustand zurückzufinden.

Ist Ihnen schon mal aufgefallen, dass es sich bei den meisten Krankheitsbezeichnungen um Nominalisierungen handelt? Das heißt, indem man einem Menschen eine Depression diagnostiziert, verwandelt man einen laufenden Prozess, also etwas was einen Anfang und ein Ende hat, sprachlich in einen statischen Dauerzustand.

Kein Mensch kann sich 24 Stunden am Tag schlecht fühlen, sich ängstigen oder was auch immer, aber durch entsprechende Nominalisierungen kann man diese Zustände beträchtlich ausweiten.

Sichschlechtfühlen oder Sichängstigen sind besondere Bewusstseinszustände und durch die Sprache manipulierbar.

Sinnvoller ist es daher, in Erfahrung zu bringen, wie dieser Mensch es macht, sich schlecht zu fühlen, sich zu ängstigen, sich schwach zu fühlen etc. Wenn Sie sich die Geschichte Ihres Klienten angehört haben, können Sie seine Aufmerksamkeit durch wenige Anweisungen und Fragen auf positive Situationen lenken.

Beispiel:
„Es gibt da eine Zeit in Ihrem Leben, eine Situation, als alles noch ganz anders war, als Sie sich noch so richtig gut gefühlt haben. Mich würde interessieren, an wie viele Einzelheiten Sie sich erinnern können. Erzählen Sie doch mal. Wie lange ist das schon her? Was war denn besonders angenehm damals?“

Anhand der Physiologie können Sie bestimmen, in welche Richtung Sie fragen müssen, damit sich Ihr Klient so gut wie damals fühlt. Dann lassen Sie ihn langsam in den Problemzustand zurückkehren, erfragen jeden einzelnen Schritt, den er unternimmt, um sich so zu fühlen. Sobald Sie die einzelnen Schritte erkannt haben, die dieser Mensch vollzieht um diesen speziellen Bewusstseinszustand (sich schlecht zu fühlen) zu erreichen, können Sie regulierend eingreifen.

Eine sehr wirksame Möglichkeit ist, diesen Prozess mehrmals

zu wiederholen. Das heißt, Sie schicken Ihren Klienten in die Problememotion, wechseln zur Zielemotion usw. (wie in der Selbsthilfeübung schon beschrieben). Einfacher ist es jedoch, direkt an die Ursache zu gehen. Bei manchen Menschen besteht die Ursache darin, dass sie nie gelernt haben, sich gut zu fühlen und positiv zu denken. Ihre Aufmerksamkeit steckt in einer Negativspirale und in solchen Fällen sind Medikamente absolut unangebracht. Wichtig für diese Menschen ist ein klarer Geist, so dass sie die Zusammenhänge erkennen und lernen ihre Aufmerksamkeit bewusst zu gebrauchen.

Durch den richtigen Gebrauch Ihrer Worte können Sie jeden gewünschten Bewusstseinszustand bei Ihrem Klienten erreichen. Worte haben beschwörenden Charakter. Je nachdem, welche Worte Sie verwenden, beschwören Sie Hilflosigkeit, Trauer, Ärger, Angst und Hoffnungslosigkeit oder Zuversicht, innere Stärke, Freude und Lebenslust. Was würde passieren, wenn diese Themen als Pflichtfach in allen Schulen eingeführt würden? Das Wissen darüber ist schon lange vorhanden.

Das Unbewusste des Therapeuten und seine Auswirkung auf den Prozess

Wenn wir kommunizieren, senden wir unabhängig von unseren Worten sogenannte nonverbale Signale aus. Dies tun wir in der Regel völlig unbewusst, so wie wir auch die nonverbalen Signale anderer Menschen unbewusst empfangen. Es handelt sich hier quasi um eine Kommunikation von Unbewusst zu Unbewusst, und es ist eine sehr ehrliche Kommunikation.

Wie wirkt sich diese nonverbale Kommunikation auf unsere Prozesse aus, und was können wir tun, um auch auf nonverbaler Ebene optimal zu kommunizieren?

Auf nonverbaler Ebene können Sie niemanden etwas vormachen. Wenn Sie unsicher sind und an Ihren Fähigkeiten zweifeln, teilen Sie genau dies dem Unbewussten Ihres Klienten mit. Und die Wahrscheinlichkeit ist groß, dass dann auch Ihr Klient an Ihren Fähigkeiten zweifelt. Dann kann Ihre Technik noch so gut sein, gegen die unbewussten Überzeugungen Ihres Klienten haben Sie keine Chance. Aus diesem Grund ist es wichtig, dass Sie gerade jetzt am Anfang strategisch klug vorgehen. Was Sie brauchen sind Erfolgserlebnisse. Wenn Ihr erster Versuch ein Erfolg wird, verändert sich etwas in Ihnen. Sie fangen an, Selbstvertrauen aufzubauen. Wenn Ihre zweite Sitzung erfolgreich ist, vergrößert sich zwangsläufig auch Ihre innere Gewissheit, dass es auch bei Ihnen funktioniert. Auf diese Weise steigert sich Ihr Selbstvertrauen mit jedem Erfolgserlebnis. Dies wiederum wirkt sich auf Ihre nonverbalen Signale aus, denen sich schon bald niemand mehr entziehen kann.

Nach diesem Prinzip funktionierte die "alte Schule" der Hypnose. Diese Hypnotiseure wirkten in erster Linie durch ihre persönliche Ausstrahlung, während heute mehr die ausgeklügelte Technik im Vordergrund steht. Sorgen Sie dafür, dass Sie einen guten Start haben. Fangen Sie klein an und arbeiten Sie sich Schritt für Schritt nach oben. Das wird keine Monate dauern, wenn Sie täglich mit einer Person arbeiten, haben Sie es in wenigen Tagen geschafft, vorausgesetzt Sie halten sich an die Prinzipien in diesem Buch.

Ein weiterer Punkt ist Ihre Einstellung zu Ihren Klienten und zu Ihren Mitmenschen allgemein. Sie kommunizieren auf nonverbaler Ebene nicht nur Gefühle, wie Unsicherheit oder Sicherheit, Sie kommunizieren auch verbale Botschaften vollkommen unbewusst.

Vielleicht haben sie schon einmal von der Rückwärtssprache gehört. 1984 begann der Australier David John Oates systematisch das Phänomen der Rückwärtssprache zu untersuchen. Er analysierte über 1000 Tonbandaufnahmen, indem er sie rückwärts abspielen lies und kam zu sehr interessanten Ergebnissen. Die Alltagsprache enthält ca. alle 30 Sekunden eine rückwärts dekodierbare Botschaft. Das heißt, wenn Sie eine Sprachaufnahme rückwärts abspielen, werden Sie wahrscheinlich alle 30 Sekunden fündig. Allerdings erfordert es etwas Übung, aus dem Kauderwelsch die Botschaft herauszuhören. Aber Ihre Ohren werden sehr schnell begreifen, worauf es ankommt. Falls Sie sich darin üben wollen, ist es ratsam, anfangs die vermeintlichen Botschaften unabhängig von einer zweiten Person finden zu lassen. Jeder schreibt sein eigenes Protokoll, anschließend vergleicht man die Übereinstimmung. Und nun das eigentlich Interessante: wir geben in der Rückwärtssprache unsere wahre Meinung und Absicht kund, völlig unzensiert von unserer guten Erziehung. Auf dem Rückwärtskanal sind wir schonungslos ehrlich uns selbst und anderen gegenüber.

Aber es kommt noch besser: Während wir uns vorwärts ganz normal mit unserem Gegenüber unterhalten, kann es gleichzeitig zu einer Unterhaltung auf unbewusster Ebene kommen, allerdings rückwärts gesprochen. Was wir rückwärts von uns geben, ist nicht bewusst zu beeinflussen.

Aber ich bin überzeugt davon, dass Sie Ihre innere Einstellung auf Dauer schon beeinflussen können und dies wird sich dann auch in Ihren nonverbalen und unbewussten verbalen Äußerungen bemerkbar machen. Falls Sie selbst mit der Rückwärtssprache experimentieren möchten, holen Sie sich die kostenlose Software Audacity. Mit dieser Software können Sie Ihre Sprachaufnahmen rückwärts anhören. Sollten Sie auf die Idee kommen, heimlich Gespräche, die Sie mit Ihren Bekannten führen, aufzunehmen, um diese dann zu analysieren, denken Sie an das Sprichwort: Der Lauscher an der Wand, hört seine eigene Schande. ☺

Selbsthilfe 5

Das Schielen – Vorübung

Eine Übung mit ganz besonderer Wirkung ist das Schielen. Es erfordert zwar etwas Training, aber der Aufwand lohnt sich. Bei dieser Übung geht es zunächst darum, eine bestimmte Schieltechnik zu lernen. Von Natur aus unterliegen wir alle mehr oder weniger einem Fixationszwang. Unsere Augen suchen wie von selbst ständig nach Objekten, an denen sie sich festhalten können. Der bewusste Blick ins Leere fällt vielen Menschen schwer. Unbewusst kann es jeder, erinnern Sie sich an Ihre letzte Tagtraumzeit.

Bei unserer Übung geht es darum, den Blick auf einem imaginären Punkt zu halten. Unten sehen Sie einen senkrechten und einen waagrechten Strich. Versuchen Sie nun, Ihre Augen in eine Stellung zu bringen, bei der sich beide Striche überlagern, so dass Sie ein Kreuz + sehen.

Falls Sie Schwierigkeiten haben, versuchen Sie Folgendes: Halten Sie die Spitze eines Kugelschreibers in die Mitte zwischen dem waagrechten und dem senkrechten Strich. Fixieren Sie nun die Spitze des Kugelschreibers, so dass Sie diese ganz klar und deutlich erkennen können. Dann führen Sie die Spitze des Kugelschreibers langsam in Richtung Ihrer Nasenwurzel, den Blick immer auf die Spitze gerichtet. Im Hintergrund werden Sie beiläufig bemerken, dass beide Striche sich annähern und sich schließlich überlappen und ein Kreuz bilden. Versuchen Sie aber nicht, das Kreuz zu fixieren, denn dann springen die Linien sofort wieder in Ihre Ausgangsstellung zurück. Ihr Blick darf nur auf die Spitze des Kugelschreibers fixiert sein. Sobald das Kreuz im Hintergrund erscheint, haben Ihre Augen die richtige Stellung eingenommen. Nun kommt der entscheidende Moment. Nehmen Sie sich fest vor, die Augen in dieser Stellung zu belassen und ziehen Sie den Kugelschreiber schnell weg. Mit ein wenig Übung gelingt es Ihnen, die Augen dauerhaft in dieser Stellung zu lassen und das Kreuz zu sehen.

Anfangs ist es etwas anstrengend und unangenehm, aber schon nach kurzer Übungszeit werden Sie die Sache als sehr angenehm und äußerst entspannend empfinden.

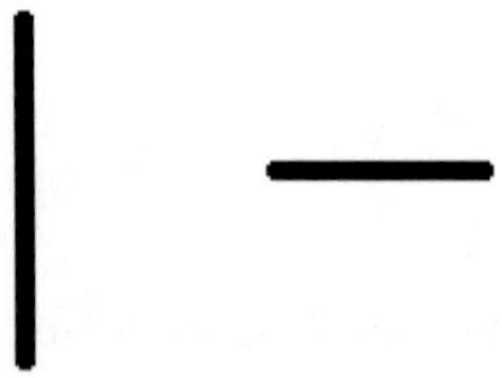

Nun, da Sie wissen, worum es geht, machen Sie die gleiche Übung mit den Farbkreisen (Seite 157). Schielen Sie so, dass sich die beiden Kreise in der Mitte überlagern und so ein dritter Kreis entsteht. Anfangs wird dieser dritte Kreis, je nachdem welches Ihrer Augen dominiert, entweder überwiegend rot oder überwiegend blau sein. Mit der Zeit werden Sie feststellen, dass Sie willentlich entscheiden können, in welcher der beiden Farben der Kreis erscheint. Und schließlich können Sie beobachten, wie sich eine neue Farbe bildet, eine Mischung von rot und blau. Dies ist der Moment, da Ihre beiden Hirnhälften sich ausbalancieren und synchron arbeiten - der ideale Zustand für eine Therapie.

Am besten fertigen Sie sich ein DIN A 4 Blatt mit den beiden Kreisen. Die Durchmesser der Kreise können Sie an Ihre persönlichen Bedürfnissen anpassen. Beide Kreise müssen jedoch den gleichen Durchmesser haben und die Farben rot und blau sind wichtig, die müssen Sie beibehalten, um optimale Ergebnisse zu erlangen. Welcher Kreis rechts und welcher links ist, spielt keine Rolle. Die besten Ergebnisse erzielen Sie, wenn Sie die Original-Tafeln von Chartres verwenden. Sie können diese Tafeln hier kostenlos downloaden:
http://www.pennington-training.com/meditation/medtafeln.pdf

Sollten Sie auf die Idee kommen, sich diese Tafeln selbst anzufertigen, beachten Sie, dass die einzelnen Formen an bestimmte Maßverhältnisse gebunden sind.

Was Sie gerade gelernt haben, ist die Grundübung einer sehr wirksamen abendländischen Meditationsmethode, die weitaus mehr zu bieten hat, als ich hier in diesem Buch in der Lage bin zu beschreiben. (Geben Sie in der Suchmaschine ein: Die Tafeln von Chartres, George Pennington.) Oder besuchen Sie diese Seiten:
http://www.pennington-training.com/meditation/tafeln-de.html

Hier können Sie kostenlos die Original-Tafeln downloaden:
http://www.pennington-training.com/meditation/medtafeln.pdf

Wir beschränken uns im Weiteren nur auf unsere Selbsthilfe-Methode. Nachdem Sie richtig schielen gelernt haben (dies führt übrigens bei vielen Menschen zu einer besseren Sehschärfe), werden Sie auch bemerkt haben, dass Sie durch diese besondere Art des (Nicht-)Sehens in einen veränderten Bewusstseinszustand übergehen. Sie können diese Übung über Stunden ausdehnen, je länger umso besser.

Das besondere an diesem Zustand ist, dass Sie sich in einer tiefen Trance befinden, aber gleichzeitig hellwach und äußerst aufmerksam sind. George Pennington nennt diesen Zustand "kreative Schizophrenie." Aber keine Angst, Sie werden nicht krank dadurch, im Gegenteil. Vielleicht ist Ihnen inzwischen aufgefallen, dass es sich bei diesem besonderen Zustand des Sehens um den gleichen Zustand handelt, der auch bei dem DK-Verfahren entsteht. Ein Teil ist wach, ein anderer Teil in Trance. Beim DK-Verfahren und bei einer Regressionstherapie ist der Therapeut der Bezugspunkt, der das Bewusstsein wach hält, ihm den nötigen Halt gibt und dafür sorgt, dass der beobachtende Teil Beobachter bleibt und die Gesamtpersönlichkeit nicht erneut von den Ereignissen überflutet wird. Bei dieser Methode des (Nicht-)Sehens ist es der mittlere Kreis, der dies ermöglicht.

Es handelt sich hier um ein rein praktisches Erlebnis, das theoretisch (noch) nicht zu erklären ist. Emotionale Ausbrüche, wie sie bei einer Regression vorkommen, sind auch bei dieser

Art Selbst-Coaching möglich. Wichtig ist, dass Sie die Augen unbeeindruckt auf den mittleren Kreis gerichtet halten. Wenn Sie nach dieser Methode arbeiten und mitten in einem Trauma, selbst mit heftigsten Emotionen, Ihren Blick abwenden, bricht der Prozess zusammen, ohne irgendwelchen Schaden zu hinterlassen. Sie brauchen also keine Angst zu haben, dass Sie sich irgendwelche Schäden zuziehen. Warum dies so ist und ob dies auch der Fall ist, wenn die Retraumatisierung einen Anfall (z.B. Asthma) auslöst, kann ich Ihnen leider (noch) nicht beantworten. Hier gibt es noch viel Pionierarbeit zu leisten. Es ist übrigens während einer Retraumatisierung leichter, die Augen auf dem Kreis zu halten, als sie abzuwenden (Versuchen Sie es).

Wie gehen Sie nun im Einzelnen vor?

Ich gehe davon aus, dass Sie ein Stadium erreicht haben, in dem Sie mindestens schon eine Stunde am Stück diese andere Art des Sehens praktiziert haben. Bereiten Sie die Sitzung gut vor, Sie haben ein Thema und ein Ziel, das Sie erreichen wollen. Nehmen Sie sich ein wenig Zeit und schreiben Sie alles auf, was Ihnen spontan im Bezug zu Ihrem Thema (Problem/Störung?) einfällt. Schreiben Sie drauflos, ohne viel nachzudenken, auch wenn es nur Stichworte sind. Gehen Sie Ihre Notizen noch einmal in Ruhe durch. Sollte dies noch mehr Material zum Vorscheinen bringen, schreiben Sie weiter.

Dann setzen Sie sich bequem vor die Tafeln. Sie können auch im Liegen arbeiten, wenn sie die Tafeln in geeigneter Höhe/Größe an der Decke anbringen. Fangen Sie an zu schielen, wie Sie es inzwischen gewohnt sind. Sobald Sie den Punkt vollkommener Ruhe und Ausgeglichenheit erreicht haben, beginnen Sie. Arbeiten Sie mit sich selbst, so wie Sie auch mit einer anderen Person arbeiten würden.
Stellen Sie sich selbst die Frage: *"Welche Situation brauche ich jetzt, um….?"* Fragen Sie sich in Gedanken, so wie Sie es gewohnt sind, Selbstgespräche (innerer Dialog) zu führen. Achten Sie auf die Antworten, die spontan auftauchen. Wie bei einer Fremdsitzung können dies Gefühle, Bilder oder innere

Kommentare sein. Seien Sie bestrebt, Ihre eigenen Antworten, Ihr jeweiliges inneres Erleben ständig zielgerichtet zu hinterfragen. In mancher Hinsicht ist eine solche Sitzung einfacher als eine Fremdsitzung, vorausgesetzt man meint es ernst und ist ehrlich zu sich selbst. Sollten Sie Schwierigkeiten haben beim Einstieg, stellen Sie sich selbst die Fragen, die Sie auch einem Klienten stellen würden.

Sobald Sie an belastetes Material kommen, erlauben Sie einem Teil von sich, sich richtig gehenzulassen, zu dramatisieren, während der andere Teil neutraler Beobachter bleibt und den Prozess in Gang hält. Durchlaufen Sie die Situation, wie schon im Teil 1 besprochen, so lange, bis alle Blockaden gelöst sind, bis Sie alles emotionslos wiedererleben können. Achten Sie, wie bei einer Fremdsitzung auch, bei den einzelnen Durchgängen auf gesprochenes Material. Am Ende führen Sie bei Bedarf eine Harmonisierung durch, so, wie Sie es in einer Fremdsitzung auch tun würden.

Darüber hinaus geben Ihnen diese Sitzungen Gelegenheit, sich selbst bis in die kleinsten Schattierungen kennenzulernen (vorausgesetzt, Sie üben regelmäßig). Der Teil von Ihnen, der die beobachtende Funktion einnimmt, wird sich auch in Ihrem alltäglichen Leben immer mehr etablieren. Sie werden ruhiger, gelassener und verständnisvoller.

Wie diese Methode garantiert nicht funktioniert: Wenn Sie sich jetzt gleich hinsetzen, auf die Kreise schielen und in zwanzig Minuten Ihr Trauma lösen wollen.

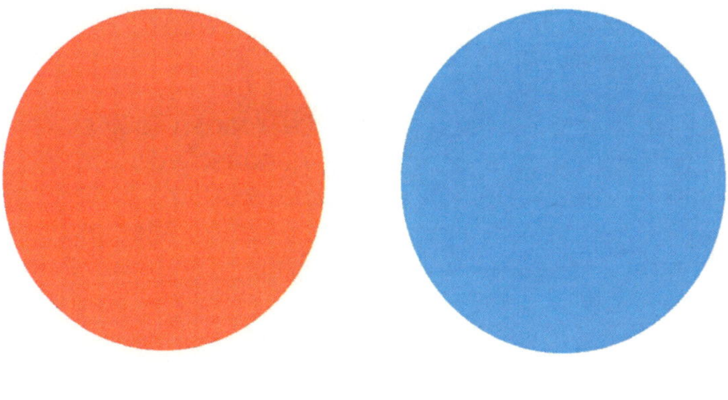

Selbsthilfe 5.
Laufen und fragen

Eine sehr gute Alternative zur DK-Eigenanwendung mit Hilfe der Farbtafeln ist die Anwendung in Bewegung. Hierbei stellen Sie sich die DK-Fragen während Sie laufen. Stellen Sie sich die Fragen laut. Ihr Verstand wird zwar zunächst kräftig rebellieren, aber wenn Sie beharrlich Ihre Fragen wiederholen, kommen schon nach kurzer Zeit brauchbare Antworten. In der Praxis sieht das Ganze etwa wie folgt aus.

Frage: „Welche Situation benötige ich, um.....?“
Antwort: „So ein Unsinn, pass nur auf, dass dich niemand hört.“
Frage: „Ok, also welche Situation benötige ich, um....?“
Antwort: „So ein Quatsch, so etwas kann man nicht allein machen.“
Frage: „Gut, aber schauen wir mal, was dabei rauskommt. Also welche Situation benötigen wir, um....?“
Antwort: „Du könntest ja jetzt an XY denken, aber was soll das bringen?“
Frage: „Ja, ich denke an XY, was hat XY mit .... zu tun?“
Antwort: „Keine Ahnung, ich wusste ja, dass das nicht funktioniert.“
Frage: „Ok, XY, woran muss ich noch denken? Was hat XY mit unserer Sache zu tun? Was kommt als nächstes?“
Antwort: „Du könntest dir nun alles Mögliche ausdenken, das ist doch sinnlos.“
Frage: „Gut, ich kann mir alles Mögliche ausdenken, was muss ich denken, um hier weiterzukommen? An welche Situation muss ich denken, um....?“

Wichtig ist, dass Sie laufen und die Fragen laut stellen. Sie gehen hier im Grunde genommen genauso vor, wie Sie auch mit einer anderen Person vorgehen würden. Beteiligen Sie Ihren kritischen Verstand. Das Prinzip lautet: Alles akzeptieren, was kommt, fragen, beharrlich fragen und auf Antworten bestehen.

Eine weitere gute Idee stammt von einem Teilnehmer unserer Ausbildungsgruppen, er schreibt:
„Ich selbst habe den Rat befolgt und es mit mir selbst probiert. Allerdings nicht beim Laufen (ich neige dazu, die Augen zu schließen, wenn ich mich konzentrieren möchte, und wer rennt schon gern im Wald gegen einen Baum?). Ich habe es im Fitnessstudio auf einem Crosstrainer gemacht, da kann ich mich gleichmäßig bewegen und mich gleichzeitig festhalten :-) Wenn du es probierst, wo auch immer, lass es egal sein, ob du glaubst, jemand könnte dich hören, wenn du dir die Fragen laut stellst. Denn laut kann ja auch flüsternd sein. Wie viele Menschen gibt es und hast auch du schon in der Öffentlichkeit beobachten können, die vor sich hin brabbeln. Na und? Was ist Ihnen geschehen? Nichts. Während du es machst, wirst du merken, dass nach kurzer Zeit dein Verstand und dein innerer Dialog immer mehr in den Hintergrund treten. Du wirst sehen, dass du dich fühlst, als würde die Session durch einen anderen angeleitet, du hörst deine Fragen so, als würde sie ein anderer stellen."

DK Hypnose

Das Modell der fragmentierten Seele bietet auch auf dem Gebiet der Hypnose erstaunliche Möglichkeiten. Statt das Wachbewusstsein, den Verstand auszuschalten, wird er in die Arbeit mit einbezogen. Auf diese Weise sind selbst Phänomene wie Anästhesie in kürzester Zeit zu erreichen. Statt Hypnoseinduktionen und direkte Suggestionen nutzen wir bei der DK Hypnose

- **veränderte Köperhaltungen,**
- **unbewusste Suchprozesse,**
- **Referenzerlebnisse** und
- **Prozessinstruktionen**.

Wir sprechen die Seelenanteile, deren Mitarbeit erforderlich sind, direkt an. Auf diese Weise vermeiden wir jeglichen suggestiven Zwang.

Veränderte Körperhaltung

Körper und Bewusstsein sind keine getrennten Teile, sondern bilden eine Einheit. Wenn wir den Körper verändern, verändern wir zwangsläufig auch das Bewusstsein und umgekehrt. Solange ein Mensch sich in seiner alltäglich gewöhnlichen Körperhaltung befindet, ist auch sein Bewusstsein in einem alltäglich gewöhnlichen Zustand. Verändert man die Körperhaltung, verändert sich gleichzeitig der Bewusstseinszustand. Das gleiche gilt für Körperbewegungen.

Verändern wir die Körperhaltung eines Menschen, so verschieben wir jedoch nicht nur seinen Bewusstseinszustand, sondern lösen auch **unbewusste Suchprozesse** aus. Jede Berührung, jede noch so kleine Manipulation des Körpers, für die es keine offensichtliche Erklärung gibt, verursacht automatisch unbewusste Suchprozesse. Gleichzeitig versetzen wir die Person damit in einen Zustand, für den sie keine Reaktionsprogramme hat. Dies wiederum führt zu einer Umschaltung des Gehirns in den Lernmodus.

Je nach Zweck und Ziel der Sitzung werden parallel dazu noch **Referenzerlebnisse** und/oder **Prozessinstruktionen** eingesetzt.
Wie so etwas in der Praxis aussieht können Sie sich hier anschauen: http://www.youtube.com/watch?v=ULT6iLWPjz4

Eignet sich das DK Verfahren auch zur Gewichtsreduktion und Raucherentwöhnung?

Die psychischen Ursachen von Übergewicht sind mit dem DK-Verfahren sehr gut aufzulösen. Hier geht man vor wie bei allen anderen Themen auch: *“Welche Situation benötigen wir, damit du dein Wunschgewicht erreichst?“*

Je nach Fall kann es sinnvoll bis notwendig sein, dass der Klient zusätzlich von einem Ernährungsberater betreut wird oder sich das notwendige Wissen um eine gesunde Ernährung selbst aneignet. Weiterhin ist es hilfreich, wenn man dem Klienten nach Auflösung der seelischen Ursache mit entsprechenden Prozessinstruktionen seinen neuen Lebensstil verankert.

Bei der Raucherentwöhnung ist es oft komplizierter. Hier scheinen die Giftstoffe der Zigaretten eine wichtige Rolle zu spielen. Diese Giftstoffe scheinen einen sehr großen Einfluss auf die Gedanken und das Wollen des Rauchers auszuüben. Die besten Erfolge erziele ich hier mit der Kombination einer energetischen Methode, dem DK-Verfahren, Hypnose und Eigeninitiative des Klienten.

Rauchstopp – Protokoll

Ziel dieser Methode ist es, eine/n Raucher/in mit einer einzigen Sitzung von der Nikotinabhängigkeit zu befreien. Absolute Voraussetzung dafür ist, dass der betroffene Mensch aus eigenem Antrieb diese Veränderung wünscht und genügend motiviert ist, aktiv mit zu arbeiten.

Ein kurzer Überblick
Im Zigarettenrauch sind über 4700 verschiedene, zum Teil hochgiftige Substanzen enthalten, die das Nervensystem irritieren und die Psyche beeinflussen. Das Nikotin selbst führt zwar schon nach dem ersten Zug an einer Zigarette zur körperlichen Abhängigkeit, wird aber vom Körper sehr schnell wieder abgebaut. Bereits nach ca. 30 Minuten hat der Körper den Nikotinspiegel des Blutes auf die Hälfte reduziert.

Auch die körperlichen Entzugserscheinungen sind sehr gering. Das eigentlich Gefährliche ist die Mixtur so vieler Gifte und deren Wirkung auf die Psyche in Verbindung mit der persönlichen Rauchergeschichte. Hinzu kommt die Macht der Gewohnheit, denn in der Regel werden die meisten Zigaretten unbewusst geraucht. Es verhält sich hier so, wie mit allen anderen Handlungen, die wir regelmäßig ausführen. Ab einem bestimmten Punkt verselbständigen sie sich, werden quasi vom Autopiloten durchgeführt, wie der Volksmund sagt: „Es geht in Fleisch und Blut über." Hierbei werden tatsächlich neue neurale Bahnen gebildet, die sich bei Beanspruchung verstärken und sich zurückbilden, wenn sie nicht mehr benutzt werden. Ähnlich wie ein Muskel, der stärker wird, je mehr man ihn beansprucht und verkümmert, wenn er nicht benutzt wird. Wir haben bei dieser Methode folgende Ansatzpunkte:

- das Gift im Körper
- die persönliche (Rauch-)Geschichte
- die neuralen Bahnen (Gewohnheit)

Zusätzliche Themen sind in einigen Fällen verschiedene Ängste, zum Beispiel:

- die Angst vor der Gewichtszunahme, wenn das Rauchen eingestellt wird,
- die Angst vor Entzugserscheinungen,
- die Angst vor der "großen Leere" (ab jetzt nie mehr zu rauchen),
- die Angst, wieder zu versagen (bei Menschen, die schon oft vergeblich versucht haben, mit dem Rauchen aufzuhören).

In manchen Fällen genügt eine gute Hypnose, um das Ziel zu erreichen, in anderen Fällen schlagen alle Hypnosen fehl. Ganz gleich, wie tief die Trance ist und wie ausgefeilt die Suggestionen sind. Meist liegt es daran, dass die Rauchursache nicht richtig erkannt wird.

Wir decken mit unserer Methode alle Punkte ab. Die "große unerträgliche Leere", vor der sich so viele Raucher fürchten, entkräften Sie schon von Anfang an, indem Sie Ihrem Klienten erklären, dass keine Entscheidung endgültig sein muss, dass es ihm jederzeit freisteht, sich neu zu entscheiden, sollte die "große Leere" wirklich so unerträglich sein. Damit nehmen Sie unnötigen Druck von vornherein heraus.

Punkt 1: Energetischer Ansatz

Im Folgenden streben wir eine Sofortwirkung an. Der Klient raucht eine Zigarette.

1. Lassen Sie Ihren Klienten zweimal an der Zigarette ziehen, dann legen Sie die Zigarette weg.
2. Der Klient atmet ein- bis zweimal tief ein und aus.
3. Dann lassen Sie ihn die Augen schließen und drehen Sie sanft seinen Kopf. Ihre rechte Hand liegt auf der Stirn, Ihre linke Hand im Nacken des Klienten.
4. Dann halten Sie Ihre Hände für ca. fünf Sekunden rechts und links neben dem Kopf.
5. Danach stellen Sie sich vor den Klienten, Ihre linke Hand zielt auf die Thymusdrüse, Ihre rechte Hand auf die Zirbeldrüse (ca. 3 Sekunden). Danach streichen Sie mehrmals von den Schultern über die Arme und Hände (wie im Video zu sehen).
6. Nun lassen Sie den Klienten die Augen öffnen und geben Sie ihm seine Zigarette. Lassen Sie ihn zwei- bis dreimal ziehen und wiederholen Sie den ganzen Vorgang.

In den meisten Fällen verspüren die Klienten während des vierten Durchgangs eine starke Abneigung und Ekel gegen den Rauch. Eine stärkere Wirkung erreichen Sie, wenn Sie Schritt fünf dreimal wiederholen und erst dann weitergehen. Seien Sie mit Ihren Gedanken voll und ganz bei der Sache, beabsichtigen Sie einen rauchfreien Klienten. Sollten Sie hier eine Sofortwirkung erzielen und Ihr Klient mit Abneigung oder gar Übelkeit reagieren, **führen Sie auf jeden Fall auch alle weiteren Punkte durch.** Sollte sich keine Sofortwirkung einstellen, ist das nicht weiter schlimm. In diesem Fall führen Sie auch die weiteren Punkte durch.

Punkt 2 Rauch - Ursache lösen

Führen Sie den Klienten (mit DK) zurück zum ersten Raucherlebnis. Lassen Sie sich genau schildern, wie (aber nicht warum!) das damals war. Führen Sie ihn so, dass er den

Rauch schmecken kann. Fragen Sie, wie der Rauch schmeckt. Je intensiver er/sie den Rauch schmeckt und die damit verbundenen körperlichen Abwehrreaktionen erlebt, umso besser. Dann sprechen Sie die Gründe an, warum er/sie damals begonnen hat zu rauchen. Fordern Sie aber keine Erklärungen, so geben Sie dem Klienten die Möglichkeit, vollkommen ehrlich mit sich selbst zu sein. Würden Sie eine Erklärung fordern, könnte es sein, dass Ihr Klient je nach Situation, die Sache beschönigt/verzerrt. Machen Sie ihm/ihr klar, dass die Entscheidung zu rauchen damals eine wichtige Funktion erfüllte, aber dass er/sie jetzt die Möglichkeit hat, sich neu zu entscheiden.

Beispiel:
„Sicher gab es damals ganz wichtige Gründe dafür, dass du angefangen hast zu rauchen. Obwohl der Rauch abscheulich schmeckte und dein Körper sich dagegen wehrte, hast du dich dafür entschieden zu rauchen. In der Zwischenzeit hat sich vieles geändert in deinem Leben. Du hast eine Menge neuer Erfahrungen gesammelt und vieles dazu gelernt. Das Rauchen hat seine Wichtigkeit verloren und ist nur noch eine leere Gewohnheit. Du hast nun die Gelegenheit, mit all deinem Wissen und deinen Erfahrungen zurückzugehen zu deinem früheren Ich, um diesem früheren Ich zu helfen, sich neu zu entscheiden. - Du weißt, wie ich das meine?“

„Schau mal, ob du diese Situation von damals nun anders erleben kannst. Wie hätte es sein müssen, dass du dich für ein rauchfreies Leben entscheidest? Wie hättest du dich fühlen müssen, um dich für ein freies, gesundes Leben zu entscheiden? Wie würdest du dich heute nach dieser Entscheidung fühlen? Und wenn alles passt, wenn die Situation genauso ist, wie du sie gebraucht hättest, dann entscheide dich noch einmal neu.“

Punkt 3: Hypnose - Elman Induktion

Ihr Klient befindet sich bereits durch Punkt 2 in einer "sich selbst regulierenden Trance." Gehen Sie nun direkt dazu über, einen möglichst tiefen Trancezustand zu erreichen. Am besten mit der Elman Methode, das geht schnell und erzeugt tiefe Trancen.

Dann geben Sie folgende Suggestionen:
„Nun, da du dich für ein neues, gesundes Leben entschieden hast, hat dein innerer Heiler angefangen, vieles neu zu organisieren. Dein Puls und Blutdruck normalisieren sich, Hände und Füße werden wieder besser durchblutet. Schon morgen fällt der Kohlenmonoxid-Level im Blut auf Normalwerte ab und die roten Blutkörperchen können wieder besser arbeiten, alle Organe werden wieder vermehrt mit Sauerstoff versorgt und das Gift verlässt Deinen Körper. Versprich dir nun selbst, deinem inneren Heiler zu helfen, indem du vermehrt frisches Wasser trinkst und regelmäßig tief in den Bauch atmest." **HALT!** Unterbrechen Sie etwa in der Hälfte Ihrer Suggestionen Ihren Text und flüstern Sie Ihrem Klienten einen Schlüsselsatz in sein linkes Ohr. Zum Beispiel, *"Du lebst nun für immer gesund und frei."* Dann fahren Sie mit Ihrem ursprünglichen Text fort. *"Vollkommen entspannt vollziehen sich viele Dinge tief in deinem Inneren und du beginnst bereits jetzt, dein neues gesundes Leben zu genießen. Du kannst darauf vertrauen, dass auf unbewusster Ebene alles geschieht, was notwendig ist, damit du dein Idealgewicht erhältst, so, wie sich auch andere Dinge jetzt harmonisieren. Die verbesserte Durchblutung belebt Deine Zellen, so dass auch deine Haut jünger und besser aussieht. Geruchs- und Geschmackssinn verbessern sich, die Lunge regeneriert sich, der gesamte Organismus atmet auf. All dies und viel mehr geschieht, ohne dass du dich darum kümmern musst. Und nun tauche ein in all die guten Gefühle und genieße sie."*

Punkt 4: Auflösen der Gewohnheit

Nun kommt etwas ganz Wichtiges: Machen Sie Ihrem Klienten klar, dass er sich nicht unter Druck setzen darf, indem er etwas erzwingen will. Willenskraft ist nur kurzfristig wirksam. Die Transformation vom Raucher zum Nichtraucher muss stressfrei vonstatten gehen. Einige Klienten werden sofort umschalten und rauchfrei sein, andere werden etwas mehr Zeit benötigen. Um eine Gewohnheit zu installieren, benötigt man in den meisten Fällen ca. 21 Tage. Das heißt, wenn Sie 21 Tage regelmäßig etwas tun, wird es nach 21 Tagen zur Gewohnheit (die neuralen Bahnen sind genügend stark ausgebildet). Zur Sicherheit gibt man hier noch eine Woche hinzu. Ebenso verhält es sich mit dem Schwächen von neuronalen Bahnen. Wenn eine neuronale Bahn vier Wochen nicht genutzt wird, verliert sie an Dominanz. Das heißt, wir müssen das gewohnte Rauchmuster außer Kraft setzen. Das funktioniert wie folgt: Sollte sich das Verlangen zu rauchen zeigen, soll der Klient zunächst zwei große Gläser Wasser trinken, drei Minuten Tiefatmung ausführen (wird noch erklärt) und einen Moment warten. Ist das Verlangen noch da, darf geraucht werden - allerdings auf eine andere Art als gewohnt, das heißt, nicht in der gleichen Umgebung wie gewohnt und ganz bewusst. Jeder Zug soll bewusst geschmeckt werden und die Zigarette soll nicht bis zum Ende geraucht werden. Durch dieses Verhalten wird die ursprüngliche Rauchgewohnheit entkoppelt und das Verlangen zu rauchen mit Wassertrinken verknüpft.

Punkt 5: Tiefe Bauchatmung

Bringen Sie Ihrem Klienten folgende Atemübung bei. Hierbei wird so geatmet, dass sich der Bauch vorwölbt. Die meisten Menschen atmen oberflächlich, Brust und Schultern heben sich. Legen Sie eine Hand auf den Bauch und atmen langsam und bewusst so in den Bauch, dass sich die Bauchdecke beim Ein- und Ausatmen bewegt. Richten Sie dabei die Aufmerksamkeit auf die Bauchdecke und versuchen Sie, diese immer lockerer zu lassen. Atmen Sie ein, wenn Sie den Impuls zum Einatmen spüren. Atmen Sie aus, wenn Sie den Impuls zum Ausatmen wahrnehmen. Gönnen Sie sich einmal täglich eine Sitzung von mindestens zehn Minuten. Versuchen Sie, mit der Zeit immer entspannter und tiefer in den Bauch zu atmen.

Punkt 6: Als ob

Erklären Sie Ihrem Klienten und üben Sie mit ihm das So-tun-als-ob. Es ist ganz einfach, Sie haben es als Kind schon oft praktiziert, möglicherweise aber vergessen. Tun Sie einfach so, **als ob**

- Sie Ihr Ziel schon erreicht hätten,
- Sie glücklicher Nichtraucher wären.

Und vor allen Dingen fühlen Sie sich so, **als ob**!

Wahrscheinlich wird Ihr Verstand protestieren, solch einen Unsinn zu tun. Aber überlegen Sie selbst, hat Ihr Verstand Ihnen bisher helfen können, das Rauchen einzustellen? Ihr Verstand weiß, wie schädlich es ist, kennt alle Nachteile, aber er ist machtlos. Ihr Verstand ist eine sehr wichtige Einrichtung, bei dieser Aktion jedoch sollte er einfach nur stiller Beobachter sein. Dieses So-tun-als-ob ist ein äußerst wirksames Werkzeug. Unser Nervensystem kann nicht Unterscheiden, ob wir uns eine Sache nur eingebildet haben oder ob wir sie tatsächlich erlebt haben. Diese Tatsache nutzen wir, um tatsächlich eine neue persönliche Realität zu erschaffen, in unserem Fall einen glücklichen Nichtraucher! Starten Sie jetzt den ersten Durchgang.
Sagen Sie zu sich selbst:

„Woowww, fühlt sich das gut an, ich bin froh, es endlich geschafft zu haben.“

Und nun tun Sie so, als ob Sie sich tatsächlich richtig gut fühlen. Übertreiben Sie ruhig maßlos. Tun Sie so, als wollten Sie irgendeinen Zuschauer davon überzeugen, dass es tatsächlich so ist. Steigern Sie sich richtig rein in diese Rolle.

Wiederholen Sie es noch einmal und noch einmal. Mit jedem Mal intensiver, emotionaler und überzeugender.

Für diese komplette Sitzung werden Sie ca. 90 Minuten benötigen und wenn Ihr Klient richtig mitarbeitet, wird er garantiert noch vor Ablauf von vier Wochen rauchfrei sein. Ein Großteil Ihrer Klienten wird sofort rauchfrei sein.

Das vollständige Programm mit Videos finden Sie hier:
http://www.alphatraum.info/rauchfrei2/die
%207%20erfolgreichsten%20rauchfrei%20strategien.html

Praxisseminare und Videokurse zum Thema Hypnose und DK-Verfahren finden Sie auf der Seite
www.hypnose-institut-phoenix.de/

*1 *Diese Zeiten haben sich inzwischen für die meisten Fälle extrem verkürzt (Stand Juli 2012)*

Dr. Herbert Wiedergut
geb. 1949 in Klagenfurt/Österreich, Studium der Medizin in Graz
von 1978 bis 1980 Assistenzarzt an der Psychiatrisch-Neurologischen Universitätsklinik in Graz.
Anschließend Ausbildung zum Allgemeinarzt im Landeskrankenhaus Klagenfurt.

Von 1983 bis 1993 Führung einer naturheilkundlich orientierten Privatpraxis.
Parallel dazu von 1982 bis 1992 Vertrauensarzt der Kärntner Gebietskrankenkasse sowie von 1984 bis 1993 ärztlicher Leiter der Ferienfarm Agathenhof (F. X. Mayr-Kurzentrum)
Von 1994 bis 1996 Naturheilpraxis in Starnberg (Bayern).

Medizinische Zusatzausbildungen:
Neuraltherapie nach Huneke
Österreichisches Ärztediplom für Akupunktur
Ärztediplom für Diagnostik und Therapie nach Dr. F. X. Mayr
DAGAM-Zertifikat der funktionellen Leitbahndiagnostik der japanischen Akupunktur nach Kölblinger/Mukaino.

In der Zeit von 1996 bis 2007 war ich hauptberuflich als Künstler tätig. Dies war eine Zeit der Selbstreflexion, der inneren Reifung und Entwicklung. Fragen nach dem Ursprung der Schöpfung, der Herkunft des Menschen, Sinn und Zweck unseres menschlichen SEINS, der Illusion von Raum und Zeit, Makrokosmos wie Mikrokosmos waren Themen meiner künstlerischen Arbeit als Maler.

Seit 1998 internationale Ausstellungen in Europa und Übersee.
2007 Eröffnung einer Praxis für Energetisches Heilen in Starnberg.

Ab 2009 Arztpraxis in Seeshaupt am Starnberger See bei München.
Seit 2015 Kurarzt im Kurzentrum Bad Bleiberg in Kärnten/ Österreich und Humanenergetiker in eigener Praxis in Villach/ Österreich.

Alternative Ausbildungen:
Ende der 1980er Jahre: Geistiges Heilen bei Pastor Rudolf Schuricht
2008 Quantum-Touch Practitioner und 2009 Quantum-Touch-Instruktor
2009 Ilahinoor-Retreat bei Kiara Windrider
2011 Quantum-Entrainment (Basis– und Masterkurs) bei Dr. Frank Kinslow
2012 Hypnose und DK Verfahren nach Friedbert Becker.

Tätigkeitsfeld:

- Direkte Kommunikation mit dem Unbewussten nach Friedbert Becker
- Handauflegen (Heilmagnetismus)
- Aura- und Chakrenbehandlung
- Quantum Entrainment nach Dr. Frank Kinslow
- Ilahinoor nach Kiara Windrider

Kontakt:
Dr. Herbert Wiedergut
Ringmauergasse 3
A 9500 Villach
Tel.: +43 (0)676 - 308 7133
praxis@wiedergut.eu
www.wiedergut.eu
www.herb-art.com meine Homepage als Künstler

Das **Lektorat** dieses Buches wurde erstellt durch:

Dagmar Bruns
Lektorin -Texterin - Autorin

Gern korrigiere und lektoriere ich auch Ihre Bücher und Texte und begleite Sie und Ihre Manuskripte auf dem Weg zum Buch. Außerdem schreibe ich Texte, Storys, Reden und Fachbücher, auch als Auftragsarbeiten.

Mehr dazu unter:
www.DagmarBruns.de
post@dagmarbruns.de